Mit freundlicher Empfehlung überreicht durch

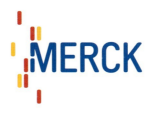

Diagnostik, Therapie und Nachsorge des Schilddrüsenkarzinoms

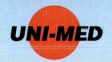

UNI-MED Verlag AG
Bremen - London - Boston

Reiners, Christoph:
Diagnostik, Therapie und Nachsorge des Schilddrüsenkarzinoms/Christoph Reiners.-
1. Auflage - Bremen: UNI-MED, 2003
(UNI-MED SCIENCE)
ISBN 3-89599-662-9

© 2003   by UNI-MED Verlag AG, D-28323 Bremen,
         International Medical Publishers (London, Boston)
         Internet: www.uni-med.de, e-mail: info@uni-med.de

Printed in Europe

Das Werk ist urheberrechtlich geschützt. Alle dadurch begründeten Rechte, insbesondere des Nachdrucks, der Entnahme von Abbildungen, der Übersetzung sowie der Wiedergabe auf photomechanischem oder ähnlichem Weg bleiben, auch bei nur auszugsweiser Verwertung, vorbehalten.

Die Erkenntnisse der Medizin unterliegen einem ständigen Wandel durch Forschung und klinische Erfahrungen. Die Autoren dieses Werkes haben große Sorgfalt darauf verwendet, daß die gemachten Angaben dem derzeitigen Wissensstand entsprechen. Das entbindet den Benutzer aber nicht von der Verpflichtung, seine Diagnostik und Therapie in eigener Verantwortung zu bestimmen.

Geschützte Warennamen (Warenzeichen) werden nicht besonders kenntlich gemacht. Aus dem Fehlen eines solchen Hinweises kann also nicht geschlossen werden, daß es sich um einen freien Warennamen handele.

UNI-MED. Die beste Medizin.

In der Reihe UNI-MED SCIENCE werden aktuelle Forschungsergebnisse zur Diagnostik und Therapie wichtiger Erkrankungen "state of the art" dargestellt. Die Publikationen zeichnen sich durch höchste wissenschaftliche Kompetenz und anspruchsvolle Präsentation aus. Die Autoren sind Meinungsbildner auf ihren Fachgebieten.

Wir danken folgenden Mitgliedern unseres Ärztlichen Beirats für die engagierte Mitarbeit an diesem Buch: Isabelle Barnaure und Dr. Jürgen Bandick.

Vorwort und Danksagung

Nach aktuellen epidemiologischen Untersuchungen ist davon auszugehen, dass etwa 20 % der sich als gesund betrachtenden Deutschen sonographisch nachweisbare Herdbefunde in der Schilddrüse aufweisen. Insbesondere der solitäre Schilddrüsenknoten kann klinisch ein Hinweis auf eine maligne Schilddrüsenerkrankung sein. Üblicherweise ist allerdings die Mehrzahl aller Schilddrüsenknoten gutartig. Das diagnostische Problem liegt darin, ein mit einer Inzidenzrate von 2-4 Fällen pro 100.000 seltenes Schilddrüsenkarzinom in einem "Meer von gutartigen Knoten" nicht zu übersehen.

Schilddrüsenkarzinome zeichnen sich durch ihre biologische Vielfalt aus: sie unterscheiden sich durch ihre Stoffwechselaktivität (Iodspeicherung), Tumormarkerproduktion (Thyreoglobulin, Kalzitonin) sowie ihr Wachstumsverhalten. Die Kenntnisse zur Molekulargenetik dieser Tumoren, der Vererbbarkeit (medulläres Karzinom) sowie zur Ätiologie (Strahlenexposition, Iodversorgung, hormonelle Faktoren) haben sich in den letzten Jahren rasch entwickelt und Bedeutung für Diagnostik und Therapie erhalten. Auch die modernen Untersuchungsverfahren (Ultraschalldiagnostik, Szintigraphie und Feinnadelaspirationsbiopsie) konnten fortentwickelt werden. Gleiches gilt auch für die Therapie, die weiterhin bei der Mehrzahl der Fälle (papilläre und folliculäre Karzinome) auf einer Kombination von Operation, Radioiodtherapie und Schilddrüsenhormonbehandlung beruht. In speziellen Fällen ist allerdings ein abweichendes Vorgehen angebracht (wie z.B. zusätzliche perkutane Bestrahlung oder systemische Chemotherapie). Dabei ist grundsätzlich zu unterscheiden zwischen dem Vorgehen beim vom Follikelepithel ausgehenden differenzierten Schilddrüsenkarzinom, dem medullären Karzinom und dem prognostisch sehr ungünstigen anaplastischen Schilddrüsenkarzinom. Eine Besonderheit stellt das Schilddrüsenkarzinom bei Kindern und Jugendlichen dar, mit dem der Herausgeber in den vergangenen 10 Jahren umfangreiche Erfahrungen sammeln konnte.

Das vorliegende Buch richtet sich an den am Schilddrüsenkarzinom in Forschung und Praxis interessierten Arzt und möchte Hilfestellung beim täglichen Umgang mit Schilddrüsenkarzinompatienten geben. Allen Autoren, die seit Jahren unter dem Dach des Interdisziplinären Tumorzentrums an der Universität Würzburg eng kooperieren, sei für ihre engagierte Mitarbeit an diesem Buchprojekt gedankt. Ein besonderer Dank gilt Herrn Dr. Markus Geling für die tatkräftige Unterstützung bei der Redaktionsarbeit und dem UNI-MED Verlag für die ansprechende Gestaltung des Drucks.

Würzburg, im April 2003   *Christoph Reiners*

Autoren

Prof. Dr. Bruno Allolio
Medizinische Universitätsklinik Würzburg
Sektion Endokrinologie
Josef-Schneider-Str. 2
97080 Würzburg
b.allolio@medizin-uni-wuerzburg.de
Kap. 2.5.

Dr. Gabriele Beckmann
Klinik und Poliklinik für Strahlentherapie
Josef-Schneider-Straße 11
97080 Würzburg
beckmann@strahlentherapie.uni-wuerzburg.de
Kap. 2.3., 3.2., 4.2.

Dr. Johannes Biko
Klinik und Poliklinik für Nuklearmedizin
Josef-Schneider-Straße 2
97080 Würzburg
biko@nuklearmedizin.uni-wuerzburg.de
Kap. 5.1., 5.2.

Priv.-Doz. Dr. Eberhard Blind
Medizinische Universitätsklinik Würzburg
Sektion Endokrinologie
Josef-Schneider-Str. 2
97080 Würzburg
Kap. 2.5.
e.blind@medizin-uni-wuerzburg.de

Priv.-Doz. Dr. Jamshid Farahati
Radiologische Gemeinschaftspraxis
Neustraße 17 A
46236 Bottrop
farahati@borad.de
Kap. 1.2., 1.3., 5.1.

Prof. Dr. Michael Flentje
Klinik und Poliklinik für Strahlentherapie
Josef-Schneider-Straße 11
97080 Würzburg
flentje_m@klinik.uni-wuerzburg.de
Kap. 2.3., 3.2., 4.2.

Dr. Markus Geling
Klinik und Poliklinik für Nuklearmedizin
Josef-Schneider-Straße 2
97080 Würzburg
geling@nuklearmedizin.uni-wuerzburg.de
Kap. 1.1., 1.3., 1.4., 3.4.

Prof. Dr. Henrik Griesser
Abteilung für Angewandte Zytologie
Pathologisches Institut der Universität Würzburg
Josef-Schneider-Straße 2
97080 Würzburg
path023@mail.uni-wuerzburg.de
Kap. 1.2.

Dr. Wulf Hamelmann
Chirurgische Universitätsklinik und Poliklinik
Josef-Schneider-Straße 2
97080 Würzburg
wulf.hamelmann@mail.uni-wuerzburg.de
Kap. 2.1., 3.1., 4.1.

Dr. Markus Luster
Klinik und Poliklinik für Nuklearmedizin
Josef-Schneider-Straße 2
97080 Würzburg
luster@nuklearmedizin.uni-wuerzburg.de
Kap. 2.6.

Dr. Uwe Mäder
Klinisches Krebsregister
Josef-Schneider-Straße 2
97080 Würzburg
register.tz@medizin.uni-wuerzburg.de
Kap. 1.2., 1.3.

Dr. Thomas Meyer
Chirurgische Universitätsklinik und Poliklinik
Josef-Schneider-Straße 2
97080 Würzburg
thomas.meyer@mail.uni-wuerzburg.de
Kap. 2.1, 3.1., 4.1.

Dr. Peter Reimer
Medizinische Poliklinik der Universität
Klinikstraße 6-8
97070 Würzburg
p.reimer@medizin.uni-wuerzburg.de
Kap. 2.4., 3.3., 4.3.

Prof. Dr. Christoph Reiners
Klinik und Poliklinik für Nuklearmedizin
Josef-Schneider-Straße 2
97080 Würzburg
reiners@nuklearmedizin.uni-wuerzburg.de
Kap. 1.1., 1.3., 1.4., 5.1., 5.2.

Prof. Dr. Peter Schneider
Klinik und Poliklinik für Nuklearmedizin
der Universitätsklinik Würzburg
Josef-Schneider-Straße 2
97080 Würzburg
schneider@nuklearmedizin.uni-wuerzburg.de
Kap. 2.2.

Dr. Stephan Timm
Chirurgische Universitätsklinik und Poliklinik
Josef-Schneider-Straße 2
97080 Würzburg
stephan.timm@mail.uni-wuerzburg.de
Kap. 2.1., 3.1., 4.1.

Prof. Dr. Wolfgang Timmermann
Chirurgische Universitätsklinik und Poliklinik
Josef-Schneider-Straße 2
97080 Würzburg
timmermann@chirurgie.uni-wuerzburg.de
Kap. 2.1., 3.1., 4.1.

Dr. Florian Weißinger
Medizinische Poliklinik der Universität
Klinikstraße 6-8
97070 Würzburg
f.weissinger@medizin.uni-wuerzburg.de
Kap. 2.4., 3.3., 4.3.

Inhaltsverzeichnis

1.	**Grundlagen, Klinik, Diagnose**	**14**
1.1.	Epidemiologie	14
1.1.1.	Inzidenz	14
1.1.2.	Histologische Typen	14
1.1.3.	Mortalität	15
1.1.4.	Prävalenz	15
1.1.5.	Genetik	16
1.1.5.1.	Familiäre Schilddrüsenkarzinome	16
1.1.5.2.	Sporadische Schilddrüsenkarzinome	16
1.1.6.	Ätiologie	17
1.1.6.1.	Strahlenexposition	17
1.1.6.2.	Iodversorgung	17
1.1.6.3.	Hormonelle Faktoren	18
1.1.6.4.	Nicht-maligne Schilddrüsenerkrankungen	19
1.1.6.5.	Andere Faktoren	19
1.2.	Pathologie und zytomorphologische Diagnostik	21
1.2.1.	Einleitung	21
1.2.2.	Präoperative morphologische Diagnostik	21
1.2.3.	Intraoperative Schnellschnittdiagnostik	25
1.2.4.	Postoperative histologische Begutachtung	25
1.2.5.	Stellenwert der morphologischen Diagnostik in der Nachsorge	27
1.2.6.	Genetische Untersuchungen - Bedeutung für Diagnose und Prognose	27
1.2.7.	Ausblick	29
1.3.	Klinisches Bild, Verlauf, prognostische Faktoren	30
1.3.1.	Klinisches Bild	30
1.3.2.	Verlauf	31
1.3.3.	Prognostische Faktoren	32
1.4.	Diagnostik und Staging	36
1.4.1.	Diagnostik	36
1.4.1.1.	Ultraschalldiagnostik	36
1.4.1.2.	Szintigraphie	37
1.4.1.3.	Feinnadelaspirationsbiopsie	38
1.4.1.4.	Zusätzliche Untersuchungsverfahren	40
1.4.2.	Staging	41
2.	**Das differenzierte Schilddrüsenkarzinom**	**46**
2.1.	Operatives Vorgehen	46
2.1.1.	Einleitung	46
2.1.1.1.	Primäreingriffe	46
2.1.1.2.	Erweitertes Vorgehen bei infiltrativem Tumorwachstum	49
2.1.1.3.	Komplikationen	49
2.1.1.4.	Rezidiveingriffe	49
2.1.2.	Mikrokarzinome	49
2.1.3.	Metastasenchirurgie	50
2.2.	Radioiodbehandlung des Schilddrüsenkarzinoms	51
2.2.1.	Einführung	51
2.2.2.	Indikationen	52
2.2.3.	Durchführung	53
2.2.4.	Ergebnisse	55

2.2.5.	Nebenwirkungen	57
2.2.6.	Modifikationen	57
2.3.	**Perkutane Strahlentherapie**	**58**
2.3.1.	Einführung	58
2.3.2.	Indikationen	58
2.3.3.	Bestrahlungsplanung	59
2.3.4.	Dosierung	61
2.3.5.	Risikoorgane und Nebenwirkungen	61
2.3.5.1.	Akute Reaktionen	61
2.3.5.2.	Chronische Reaktionen	61
2.3.6.	Studien/Ergebnisse	62
2.3.7.	Palliative Bestrahlung	62
2.4.	**Stellenwert der systemischen Chemotherapie**	**62**
2.4.1.	Einleitung	62
2.4.2.	Einzelsubstanzen	63
2.4.3.	Kombinations-Chemotherapien	63
2.4.4.	Systemische nicht-zytostatische Therapie	64
2.4.5.	Fazit	64
2.5.	**Schilddrüsenhormonbehandlung/Therapie bei Hypoparathyreoidismus**	**65**
2.5.1.	Schilddrüsenhormonsubstitution und TSH-supprimierende Schilddrüsenhormongabe	65
2.5.2.	Nutzen und Risiken einer maximal TSH-supprimierenden Schilddrüsenhormongabe	66
2.5.3.	Behandlung des Hypoparathyreoidismus	67
2.6.	**Nachsorge**	**69**
2.6.1.	Einführung	69
2.6.2.	Radioioddiagnostik	71
2.6.3.	Thyreoglobulin	72
2.6.4.	Bestimmung der Schilddrüsenhormonparameter	73

3. Das medulläre Karzinom — 76

3.1.	**Operatives Vorgehen**	**76**
3.1.1.	Einleitung	76
3.1.2.	Thyreoidektomie	77
3.1.2.1.	Operativer Zugang	78
3.1.2.2.	Resektion	78
3.1.3.	Lymphadenektomie	78
3.1.4.	Rezidiveingriffe bei persistierendem oder rezidivierendem medullären Karzinom	78
3.1.5.	Multiviszerale Eingriffe	78
3.1.6.	Prognose	78
3.1.7.	Fazit	79
3.2.	**Perkutane Strahlentherapie**	**79**
3.3.	**Stellenwert der systemischen Chemotherapie**	**80**
3.3.1.	Einleitung	80
3.3.2.	Einzelsubstanzen	80
3.3.3.	Kombinations-Chemotherapien	80
3.3.4.	Systemische nicht-zytostatische Therapie	81
3.3.5.	Fazit	82
3.4.	**Nachsorge des medullären Schilddrüsenkarzinoms**	**83**
3.4.1.	Einführung	83
3.4.2.	Tumormarker	84
3.4.3.	Persistierende/erneute Hyperkalzitoninämie	86

4. Das anaplastische Schilddrüsenkarzinom — 92

- 4.1. Operatives Vorgehen — 92
- 4.2. Perkutane Strahlentherapie — 92
  - 4.2.1. Einführung — 92
  - 4.2.2. Indikationen — 92
  - 4.2.3. Bestrahlungsplanung und Festlegung des Zielvolumens — 92
  - 4.2.4. Dosierung — 92
  - 4.2.5. Risikoorgane und Nebenwirkungen, supportive Therapie — 93
  - 4.2.6. Studien/Ergebnisse — 93
- 4.3. Stellenwert der systemischen Chemotherapie — 93
  - 4.3.1. Einleitung — 93
  - 4.3.2. Einzelsubstanzen — 94
  - 4.3.3. Kombinationschemotherapien — 94
  - 4.3.4. Kombinierte Radio-Chemotherapie — 94
  - 4.3.5. Systemische nicht-zytostatische Therapie — 95
  - 4.3.6. Fazit — 95

5. Das kindliche Schilddrüsenkarzinom — 98

- 5.1. Epidemiologie, Prognose — 98
  - 5.1.1. Epidemiologie — 98
  - 5.1.2. Ätiologie — 98
  - 5.1.3. Alter — 98
  - 5.1.4. Geschlecht — 99
  - 5.1.5. Histologie — 99
  - 5.1.6. Prognose — 99
- 5.2. Diagnose, Therapie — 99
  - 5.2.1. Diagnostik — 99
  - 5.2.2. Therapie — 102
  - 5.2.3. Nachsorge — 106

Index — 109

Grundlagen, Klinik, Diagnose

1. Grundlagen, Klinik, Diagnose

1.1. Epidemiologie

1.1.1. Inzidenz

Das Schilddrüsenkarzinom ist zwar der häufigste maligne endokrine Tumor, aber mit einem Anteil von ca. 1 % an allen bösartigen Geschwülsten insgesamt eher selten [6, 21, 31]. So steht das Schilddrüsenkarzinom in Deutschland an 13. Stelle der Häufigkeit maligner Tumoren bei Frauen und an 20. Stelle bei Männern [24, 27]. In den letzten Jahrzehnten ist die Inzidenz des Schilddrüsenkarzinoms weltweit angestiegen [11, 25]. Da dieser Anstieg zumindest in einigen Studien vornehmlich auf eine bestimmte histologische Variante (papilläre Karzinome) zurückzuführen ist [25], wird kontrovers diskutiert, ob die Zunahme der Schilddrüsenkarzinome lediglich als Folge einer verbesserten Diagnostik - insbesondere durch die zunehmende Verbreitung und Weiterentwicklung von Ultraschall und Punktionszytologie - aufgefasst werden kann.

Wie aus Abb. 1.1 hervorgeht, weist die Inzidenz der malignen Schilddrüsentumoren erhebliche geographische und ethnische Unterschiede auf [17, 23, 24, 25]. So wird sie unter der philippinischen Bevölkerung Hawaiis beispielsweise mit 150 Neuerkrankungen/Mio/Jahr, hingegen in Großbritannien mit 6-15 Neuerkrankungen/Mio/Jahr angegeben [17, 25]. Auf Hawaii sind die Inzidenzraten insgesamt und speziell für chinesische Männer und philippinische Frauen am höchsten und auch für jede ethnische Gruppe höher als in ihrem Herkunftsland. Nach dem Florida Data Cancer System erkrankten in Florida etwa doppelt so viele Weiße wie Schwarze. Schwarze wiesen zudem ein günstigeres Tumorstadium zum Zeitpunkt der Diagnose auf [23]. Unter den Weißen hispanischer und nicht-hispanischer Herkunft ließ sich demgegenüber kein Unterschied der Inzidenzen finden.

In Deutschland kann nach dem saarländischen Krebsregister und den Untersuchungen in Unterfranken von einer Inzidenz von 20-30 Neuerkrankungen/ Mio/Jahr ausgegangen werden [27].

Während das Schilddrüsenkarzinom in der Kindheit mit 5 bis 10 Fällen/Mio/Jahr speziell im ersten Lebensjahrzehnt eine Rarität darstellt und nur ca. 0,4 % aller Krebsarten im Kindesalter ausmacht, steigt seine Inzidenz mit zunehmendem Lebensalter [9, 31]. So liegt sie bei Männern unter 65 Jahren bei 20/Mio/Jahr, bei Männern über 65 bei 71/Mio/Jahr. Die entsprechenden Daten für Frauen sind: Frauen unter 65 Jahren: 60/Mio/Jahr, bei Frauen über 65 Jahren: 94/Mio/Jahr.

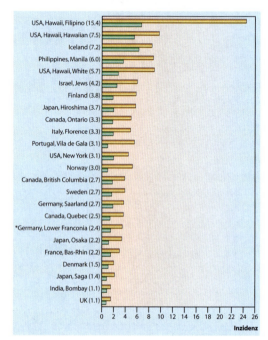

Abb. 1.1: Inzidenzraten für das Schilddrüsenkarzinom für Frauen (orange Balken) und Männer (grüne Balken), wie sie von der International Agency for Research on Cancer der WHO publiziert wurde; ergänzt um die Inzidenzen in Unterfranken* [27].

1.1.2. Histologische Typen

Die Karzinome, die mehr als 95 % aller Schilddrüsenmalignome ausmachen, sind eine sehr heterogene Gruppe von Tumoren mit unterschiedlicher Ätiologie und Prognose. Sarkome sowie maligne Hämangioendotheliome der Schilddrüse sind extrem selten und auch primäre Lymphome der Schilddrüse – zumeist Non-Hodgkin-Lymphome - machen nur 2 % der extranodalen Lymphome und weit weniger als 5 % der malignen Schilddrüsentumoren aus. Bei ca. 5 % der Patienten, die allgemein an metastasierenden Tumoren versterben, finden sich auch Metastasen in der Schilddrüse, sofern dieses Organ in Serienschnitten untersucht wurde. In den meisten Fällen handelt es sich jedoch um okkulte Metastasen; nur ein verschwindend kleiner Bruchteil wird klinisch fassbar. Hier überwiegen dann Metastasen von Tumoren der Niere, Mamma, Lunge und von Melanomen.

Bei den Schilddrüsenkarzinomen unterscheidet man die von den Follikelzellen ausgehenden - häufig als differenzierte Tumoren zusammengefassten - papillären (PTC) und follikulären (FTC) Karzinome von den anaplastischen (ATC) und den von den parafollikulären Zellen ausgehenden medullären (MTC) Karzinomen. Während die differenzierten Schilddrüsenkarzinome eine exzellente Prognose mit 10-Jahres-Überlebensraten über 90 % besitzen [21, 31], gehört das anaplastische Karzinom zu den aggressivsten Malignomen des Menschen und führt in kurzer Zeit nahezu obligat zu einem fatalen Ende [1].

Tab. 1.1 gibt die prozentuale Verteilung der verschiedenen histologischen Typen des Schilddrüsenkarzinoms auf Grundlage der Patient Care Evaluation Studies im Vergleich zwischen der BRD und den USA wieder [14, 16].

Histologischer Typ	BRD 1996 (n=2537) in %	USA 1996 (n=4862) in %
papillär	66,4	80,8
follikulär	27,2	14,3
medullär	2,8	3,2
anaplastisch	3,6	1,7

Tab. 1.1: Prozentuale Verteilung der verschiedenen histologischen Typen [14, 16].

Der Anteil der differenzierten Karzinome überwiegt deutlich und unter diesen ist das papilläre Karzinom am häufigsten. Frauen erkranken etwa 2-3 mal häufiger mit Ausnahme des medullären Karzinoms, wo es nur geringe geschlechtsspezifische Unterschiede gibt.

Das mittlere Erkrankungsalter zum Zeitpunkt der Diagnose beträgt 45-50 Jahre, es ist allerdings abhängig vom histologischen Typ. Papilläre Karzinome weisen einen Altersgipfel zwischen dem 35. und 60. Lebensjahr, follikuläre zwischen dem 40. und 50. Lebensjahr auf. Anaplastische Karzinome sind vor dem 40. Lebensjahr eine Seltenheit und erreichen zwischen dem 7. und 8. Lebensjahrzehnt einen Erkrankungsgipfel. Das Alter der Patienten mit medullärem Karzinom erweist sich als sehr heterogen und die Altersverteilung lässt keinen Gipfel erkennen.

1.1.3. Mortalität

Die durch das Schilddrüsenkarzinom bedingte Mortalität sinkt in den letzten Jahrzehnten als ein Resultat früherer Diagnose, effektiverer Therapiemöglichkeiten und eines abnehmenden Anteils prognostisch ungünstiger Formen wie vor allem der anaplastischen Karzinome [6]. Das Schilddrüsenkarzinom ist verantwortlich für 0,2 – 0,3 % aller krebsbedingten Todesfälle [6]. In den meisten Ländern ist die Mortalität bei den Frauen etwa zweifach höher als bei Männern. Die Prognose des differenzierten Schilddrüsenkarzinoms ist sehr gut; die Mortalitätsstatistik erfasst deswegen nur einen Teil der an Schilddrüsenkarzinomen erkrankten Patienten. Die Mortalität schwankt bei Männern zwischen 2 und 12, bei Frauen zwischen 4 und 28/Mio/Jahr [11, 24].

1.1.4. Prävalenz

Die Prävalenz des Schilddrüsenkarzinoms bei Autopsien ist weitaus höher als es die bekannten Inzidenzraten erwarten lassen und wird vor allem durch intrathyreoidale papilläre Mikrokarzinome bestimmt (Tab. 1.2). Franssila & Harach (1986) deuten die stabile Prävalenz der okkulten Tumore nach der Pubertät als Hinweis auf ihre mögliche frühe Entstehung ohne weitere Progression [12]. Aufgrund dieses biologischen Verlaufs wird heute auch bei den zumeist zufällig postoperativ entdeckten papillären Mikrokarzinomen von der ansonsten obligaten totalen Thyreoidektomie und Radioiodtherapie abgesehen.

Autor/Jahr	Region	n	Prävalenz %
Mortensen (1954)	Rochester/USA	1000	2,6
Hull (1955)	Denver/USA	200	1,4
Sampson (1969)	Hiroshima/Japan	950	17,9
Harach (1985)	Helsinki/Finnland	101	35,6
Nishiyama (1976)	Michigan/USA	100	13,0
Fukunaga (1970)	Honolulu/Hawai	100	24,0
Ludwig (1976)	Ann Arbor/USA	100	13,0
Sampson (1973)	Olmsted/USA	157	5,7
Bondeson (1981)	Malmö/Schweden	500	8,6
Neuhold (2001)	Wien/Österreich	118	8,6

Tab. 1.2: Zusammenstellung der Prävalenz von papillären Mikrokarzinomen bei unselektierter Obduktion.

1.1.5. Genetik

Auf die Bedeutung genetischer Untersuchungen für Diagnose und Prognose wird auch im Kapitel zur Pathologie und zytomorphologischen Diagnostik ausführlich eingegangen (vgl. Kap. 1.2.6.).

1.1.5.1. Familiäre Schilddrüsenkarzinome

Ungefähr ein Viertel bis ein Drittel der medullären Karzinome tritt hereditär auf und wird autosomal dominant mit nahezu 100 %iger Penetranz vererbt. Sie werden entsprechend den heute bekannten Mutationen im RET-Protoonkogen auf Chromosom 10, das den transmembranösen Tyrosinkinase-Rezeptor kodiert, als familiäres medulläres Karzinom (FMTC), multiple endokrine Neoplasie Typ 2A oder Typ 2B bezeichnet (siehe auch Tab. 1.3). Die spezifische genetische Veränderung korreliert nicht nur mit der MEN-Variante sondern auch mit der biologischen Aggressivität des medullären Karzinoms [3]. Etwa die Hälfte der Patienten mit MEN 2A und 2B entwickeln ein Phäochromozytom (überwiegend bilateral); 10-30 % der Patienten mit MEN 2A zusätzlich einen Hyperparathyreoidismus. Patienten mit MEN 2B haben einen charakteristischen Phänotyp (marfanoider Habitus, muköse Neurome und intestinale Ganglioneuromatose).

Exon	Codon	Phänotyp	Häufigkeit
10	609	MEN 2A, FMTC	insgesamt 23 %
	610	MEN 2A, FMTC	
	618	MEN 2A, FMTC	
	620	MEN 2A, FMTC	
11	634	MEN 2A	66 %
13	768	FMTC	<1 %
	790	MEN 2A, FMTC	insgesamt 8 %
	791	MEN 2A, FMTC	
14	804	FMTC	<1 %
	844	FMTC	<1 %
15	883	MEN2B	2-3 %
16	918	MEN2B	95 %
	922	MEN2B	2-3 %

Tab. 1.3: Genotyp, Phänotyp und Häufigkeit der in Deutschland gefundenen RET-Protoonkogen-Mutationen nach Höppner und Ritter [15].

Papilläre und folliluläre Schilddrüsenkarzinome treten im allgemeinen sporadisch auf, aber familiäre Formen werden in etwa 2-6 % der Fälle beschrieben [18] und kommen gelegentlich assoziiert mit kolorektalen- und Brusttumoren vor (familiäre adenomatöse Polyposis, Cowden-disease). Während die Gene für die assoziierten Formen identifiziert wurden (vgl. Kap. 1.2.6.), sind diese für die übrigen familiären Formen der differenzierten Karzinome noch nicht bekannt.

1.1.5.2. Sporadische Schilddrüsenkarzinome

Die Entstehung vieler Tumoren geht auf Mutationen von Onkogenen und Tumor-Suppressor-Genen zurück, die nicht nur Ausdruck einer erblichen Disposition sind, sondern auch durch Umwelteinflüsse induziert werden können. Wie Abb. 1.2 zeigt, wurden beim differenzierten Schilddrüsenkarzinom zahlreiche genetische Aberrationen festgestellt, die unser Verständnis der mutationellen Aktivierung von Onkogenen und Tumor-Suppressor-Genen und ihre Bedeutung für die Entwicklung der verschiedenen Schilddrüsenkarzinome ständig verbessern, allerdings noch keine klinische Bedeutung erlangt haben. Zum Beispiel werden Mutationen des ras-Onkogens bei gutartigen und malignen Schilddrüsentumoren gefunden, während aktivierende Mutationen (ret und trk) von Tyrosinkinase-Rezeptoren zusammen mit einer Überexpression des Rezeptors des Hepatozytenwachstumsfaktors c-met mit der Pathogenese papillärer Karzinome in Verbindung gebracht werden [6]. Mutationen des p53 Tumorsuppressorgens wurden durch immunhistochemische Untersuchungen in bis zu 83 % bei anaplastischen Schilddrüsenkarzinomen nachgewiesen, während sie bei differenzierten follikulären und papillären Karzinomen weitgehend fehlen. Hingegen machen es Tierexperimente wahrscheinlich, dass p53 Mutationen alleine keine Schilddrüsentumoren induzieren sondern eher die Dedifferenzierung vorbestehender Karzinome fördern [19].

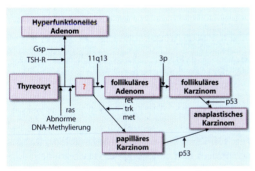

Abb. 1.2: Vereinfachte Darstellung möglicher genetischer Veränderungen als Auslöser von Schilddrüsenkarzinomen des Follikelepithels [nach 6].

1.1.6. Ätiologie

1.1.6.1. Strahlenexposition

Die Ätiologie der sporadischen Schilddrüsenkarzinome ist bislang weitgehend unbekannt. Als einziger gesicherter ätiologischer Faktor für die Entwicklung eines differenzierten Schilddrüsenkarzinoms kann die Einwirkung ionisierender Strahlung speziell in der Kindheit gelten [28, 29]. Der überwiegende Teil der am Menschen gewonnenen Erfahrungen zur Induktion von Schilddrüsenkarzinomen bezieht sich auf Personen, die in ihrer Kindheit wegen benigner Erkrankungen wie Thymus- und Tonsillenhypertrophie, Lymphadenopathie oder Tinea capitis mit externer Röntgenbestrahlung im Halsbereich therapiert wurden [29].

Das Risiko steigt bereits nach einer mittleren Schilddrüsendosis von 10 cGy; wahrscheinlich auf Grund eines induzierten Zelltods sinkt das Risiko wieder ab einer Dosis von 15 Gy [31]. Die Latenz zwischen Exposition und Diagnose des Schilddrüsenkarzinoms beträgt zwischen 5 und 30 Jahren. Das Risiko erscheint bei Exposition im Alter von unter 5 Jahren am höchsten und ist im Erwachsenenalter zu vernachlässigen [28]. Auch das Risiko einer internen Strahlenexposition durch radioaktive Iodisotope scheint heute klar. Während das Risiko einer Karzinominduktion durch diagnostische und therapeutische Gaben von I-131 und I-123 nicht erhöht scheint [26], dürften höhere Aktivitäten von I-131 und den kurzlebigeren Iodisotopen doch für die Induktion kindlicher Schilddrüsenkarzinome verantwortlich sein [vgl. Kap. 5.1.). Insbesondere in der Region um Tschernobyl kam es nach der Reaktorkatastrophe zu einem fulminanten Anstieg der Inzidenz von Schilddrüsenkarzinomen im Kindesalter um etwa den Faktor 30 [2, 29]. Ebenso wie bei diesen Kindern fanden sich auch in der Personengruppe, die bislang am längsten nach einer perkutanen Strahlentherapie nachbeobachtet wurde, überwiegend papilläre Karzinome (ca. 95 %), während Fälle von medullären, anaplastischen Schilddrüsenkarzinomen oder Schilddrüsenlymphomen nicht beobachtet wurden [4, 28].

1.1.6.2. Iodversorgung

Wenngleich es heute scheint, dass die Inzidenz differenzierter Schilddrüsenkarzinome generell nicht von der Iodversorgung der Bevölkerung abhängt, beeinflusst die Iodaufnahme doch die histologische Verteilung der Schilddrüsenkarzinome [10]. So überwiegen mit zunehmender Iodaufnahme papilläre die etwas aggressiveren follikulären Karzinome [10, 13, 27]. Auch wird der in den letzten Jahrzehnten beobachtete Rückgang der anaplastischen Karzinome teilweise durch eine verbesserte Iodzufuhr erklärt [10]. Wie Abb. 1.3 zeigt, ließ sich auch in Unterfranken in den Jahren von 1980-1995 zeitgleich mit einer verbesserten Iodzufuhr eine Zunahme der papillären bei gleichzeitiger Abnahme der follikulären Karzinome nachweisen; die Abnahme der anaplastischen Karzinome war jedoch statistisch nicht signifikant [27]. Delange und Lecomte berichten in einem Review für den "International Council for Control of Iodine Deficiency Disorders", dass 1990 Iodmangel ein Drittel der Welt betraf und dass der Ausgleich des Iodmangels zu einem Anstieg der Prävalenz vor allem von papillären Mikrokarzinomen geführt habe, die Prognose hingegen durch die bereits oben beschriebenen Umverteilungen zwischen den verschiedenen histologischen Typen verbessert wurde [8].

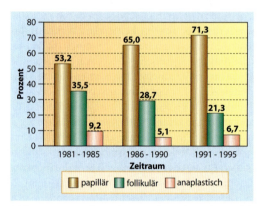

Abb. 1.3: Darstellung der Verteilung der nicht medullären Schilddrüsenkarzinome in drei verschiedenen 5-Jahres-Zeitintervallen in Unterfranken [27].

Tab. 1.4 stellt verschiedene Untersuchungen zusammen, die den Einfluss der Iodzufuhr auf Inzidenz und histologische Verteilung der Schilddrüsenkarzinome untersuchen.

Nur wenige Berichte existieren jedoch, die den Zusammenhang zwischen sich verschlechternder Iodzufuhr und der Entwicklung von Schilddrüsenkarzinomen untersuchen. Burgess [5] berichtet, dass es Mitte der Achtziger Jahre in Tasmanien, einem endemischen Iodmangelgebiet, einhergehend mit einer Verschlechterung der Iodsalzprophylaxe (vormals via Ioditabletten, iodierten Backwaren und Kontamination von Milchprodukten durch Desinfizientia) ein Zunahme der papillären Karzinomen zu verzeichnen ist. Inwieweit die Ausprägung eines Iodmangels oder der Zeitpunkt, zu dem man einem Iodmangel ausgesetzt ist, die Tumorgenese des Schilddrüsenkarzinoms beeinflusst oder ob Latenzzeiten zwischen sich ändernder Iodversorgung und Veränderungen der pathohistologischen Erscheinungsformen beachtet werden müssen, ist bislang nicht hinreichend geklärt.

Autor/Jahr	Region	Iodmangel	Iodzufuhr
Budenkofer und Hedinger 1977	Schweiz	ATC ↗	TC → ATC ↘
Belfiore 1987	Italien/ Catania	ATC und FTC ↗	> PTC
Levi 1991	Schweiz		TC x 1,7
Franceschi 1993	Italien		FTC > PTC
Kristensen 1995	Dänemark		TC Inz. niedrig
Harach 1995	Argentinien		PTC + Thyreoiditis ↗
Galanti 1995	Schweden	FTC ↗	FTC > PTC
Petterson 1996	Schweden	FTC ↗	FTC > PTC
Bacher-Stier 1997	Österreich	ATC ↗	ATC > PTC
Reiners 1999	Deutschland	FTC ↗	FTC > PTC
Burgess 2000	Tasmanien		PTC ↗

Tab. 1.4: Einfluss von Iodmangel und Iodzufuhr auf die Inzidenz und Verteilung der verschiedenen histologischen Typen des Schilddrüsenkarzinoms.
(ATC = anaplastisches Schilddrüsenkarzinom; PTC = papilläres Schilddrüsenkarzinom; FTC = follikuläres Schilddrüsenkarzinom; TC = Schilddrüsenkarzinom; ↗ = steigend; ↘ = fallend; → = gleichbleibend; > = Umverteilung zu Gunsten).

1.1.6.3. Hormonelle Faktoren

Erhöhte TSH-Spiegel führen zu einer Hypertrophie der Schilddrüse; chronische TSH-Stimulation wird als Risikofaktor für die Entwicklung von Schilddrüsenkarzinomen diskutiert. Eine verstärkte TSH-Stimulation tritt insbesondere auch während der Pubertät und Schwangerschaft auf [22]. Bei gesunden Frauen kommt es während der Schwangerschaft zu einem TSH-Anstieg und zu einer Zunahme des Schilddrüsenvolumens. Auch β-HCG, das in der frühen Schwangerschaft stark ansteigt, dürfte durch seine TSH-ähnliche Aktivität das Schilddrüsenwachstum stimulieren. Östrogenrezeptoren konnten vornehmlich in differenzierten Schilddrüsenkarzinomen nachgewiesen werden und Tierexperimente lieferten Hinweise auf die Beteiligung von Östrogen an der Entwicklung von Schilddrüsentumoren. In diesem Zusammenhang weisen auch epidemiologische Studien auf einen Zusammenhang zwischen hormonalen Faktoren und der Entwicklung von Schilddrüsenkarzinomen hin. Im Mittleren Osten, wo das Schilddrüsenkarzinom zu den relativ häufigen Tumoren (zweithäufigster maligner Tumor von Frauen in Kuwait) zählt, zeigten Memon et al [22], dass das Risiko eines Schilddrüsenkarzinoms bei Frauen erhöht ist, die häufiger oder in höherem Alter gebären. Sakoda [30] berichtet über ein um 50 % erhöhtes Risiko für ein papilläres Schilddrüsenkarzinom bei Frauen, deren Menarche vor dem 12. oder nach dem 14. Lebensjahr eingetreten ist. Die Einnahme oraler Kontrazeptiva scheint hingegen keinen oder sogar einen eher protektiven Effekt auf die Entwicklung von Schilddrüsentumoren auszuüben. Auch die Beobachtung, dass im Kindesalter das Verhältnis von erkrankten Jungen und Mädchen bei nahezu 1:1 liegt und mit der Pubertät das weibliche Geschlecht eindeutig überwiegt, unterstützt die These eines hormonellen Einflusses [9]. Der größte Unterschied zwischen den Inzidenzen von Frauen und Männern wird zwischen dem 10. und 30. Lebensjahr gefunden [23].

1.1.6.4. Nicht-maligne Schilddrüsenerkrankungen

Weder Schilddrüsenfunktionsstörungen (Hypo- oder Hyperthyreose), noch Medikamente, die die Schilddrüsenfunktion beeinflussen, oder auch eine Radioiodtherapie wegen einer benignen Schilddrüsenerkrankung sind als eindeutige Risiken für ein Schilddrüsenkarzinom identifiziert worden [26]. Einzelne Berichte sehen eine postpartum-Thyreoiditis [22] als Risikofaktor für ein papilläres Schilddrüsenkarzinom oder eine Hashimoto-Thyreoiditis für ein Schilddrüsenlymphom. Angaben über die Koexistenz einer lymphozytären Thyreoiditis und eines Schilddrüsenkarzinoms variieren mit einer Spannweite von 0,3 % bis zu 38 % erheblich [20]. Ungeachtet dieser Unterschiede hatten fast alle untersuchten Patienten ein papilläres Schilddrüsenkarzinom und auch die Prognose der Patienten mit lymphozytärer Thyreoiditis scheint günstiger. Es bleibt allerdings bislang unklar, ob die Thyreoiditis sekundär durch den Tumor induziert wurde und gegebenenfalls eine Immunantwort auf das Tumorwachstum darstellt, oder ob eine Thyreoiditis für ein Schilddrüsenkarzinom prädisponiert [20].

1.1.6.5. Andere Faktoren

Nach einer Literaturzusammenstellung und Analyse von Del Maso et al. [7] findet sich ein moderat erhöhtes Risiko für Schilddrüsenkrebs bei größeren und schwereren Patienten; dieses Risiko erscheint für Männer etwas ausgeprägter. Die Autoren diskutieren als Ursache ethnische Faktoren, Ernährungsgewohnheiten und auch hormonelle Zusammenhänge. Diese Faktoren könnten auch den Zusammenhang zwischen dem beobachteten erhöhten Risiko für Patienten mit höherer Schulbildung und angesehenerem sozioökonomischen Status erklären. Es gibt bislang keine Hinweise, dass sich das Risiko eines Schilddrüsenkarzinoms durch bestimmte Umweltgifte, Medikamente, Zigaretten- oder Alkoholkonsum erhöht. Tab. 1.5 stellt noch einmal potentielle Risikofaktoren für das Schilddrüsenkarzinom zusammen.

- Strahlenexposition der Schilddrüse (extern/intern)
- Positive Familienanamnese
- Hormonelle Faktoren
- Iodmangel
- Körpergröße, -gewicht
- Gutartige Schilddrüsenerkrankungen

Tab. 1.5: Mögliche Risikofaktoren für Schilddrüsenkarzinome.

Literatur

1. Ain KB. Anaplastic thyroid carcinoma: behavior, biology, and therapeutic approaches. Thyroid 1998;8:715-726.

2. Baverstock K, Egloff B, Pinchera A, Ruchti C, Williams D. Thyroid cancer after Chernobyl. Nature 1992;359:21-22.

3. Brandi ML, Gagel RF, Angeli A, Bilezikian JP, Beck-Peccoz P, Bordi C, Conte-Devolx B, Falchetti A, Gheri RG, Libroia A, Lips CJM, Lombardi G, Mannelli M, Pacini F, Ponder BAJ, Raue F, Skogseid B, Tamburrano G, Thakker RV, Thompson NW, Tomassetti P, Tonelli F, Wells SA, Marx SJ. Guidelines for diagnosis and therapy

of MEN type 1 and type 2. J Clin Endocrinol Metabol 2001;86:5658-5671.

4. Bucci A, Shore-Freedman E, Gierlowski T, Mihailescu D, Ron E, Schneider AB. Behavior of Small Thyroid cancers Found by Screening in Radiation-Exposed Individuals. J Clin Endocrinol Metabol 2001;86:3711 - 3716.

5. Burgess JR, Dwyer T, McArdle K, Tucker P, Shugg D. The Changing Incidence and Spectrum of Thyroid Carcinoma in Tasmania (1978 - 1998) during a Transition from Iodine Sufficiency to Deficiency. J Clin Endocrinol Metabol 2000;85:1513 - 1517.

6. Busnardo B, De Vido D. The epidemiology and etiology of differentiated thyroid carcinoma. Biomed Pharmacother 2000;54:322 - 326.

7. Dal Maso L, La Vecchia C, Franceschi S, Preston-Martin S, Ron E, Levi F, Mack W, Mark SD, McTiernan A, Kolonel L, Mabuchi K, Jin F, Wingren G, Galanti MR, Hallquist A, Glattre E, Lund E, Linos D, Negri E. A pooled analysis of thyroid cancer studies. V. Anthropometric factors. Cancer Causes and Control 2000;11:137 - 144.

8. Delange F, Lecomte P. Iodine supplementation: benefits outweigh risks. Drug Safety 2000;22:89-95.

9. Farahati J, Reiners C. Besonderheiten des Schilddrüsenkarzinoms bei Kindern. Der Nuklearmediziner 1999;5:323 - 331.

10. Feldt-Rasmussen U. Iodine and cancer. Thyroid 2001;11:483-486.

11. Franceschi S, Boyle P, Maisonneuve P, La Vecchia C, Burt AD, Kerr DJ, MacFarlane GJ. The epidemiology of thyroid carcinoma. Crit Rev in Oncogen 1993;4:25-52.

12. Franssila KO, Harach HR. Occult papillary carcinoma of the thyroid in children and young adults. A systemic autopsy study in Finland. Cancer 1986;58:715-719.

13. Galanti MR, Sparen P, Karlsson A, Grimelius L, Ekbom A. Is residence in areas of endemic goiter a risk factor for thyroid cancer. Int Jl of Cancer 1995;61:615-621.

14. Hölzer, S. Zusammenfassender Bericht zur Studie zu Diagnostik, Therapie und Verlauf des Schilddrüsenkarzinoms. Patient Care Evaluation Study of Thyroid Cancer (PCES) Justus-Liebig-Universität Gießen, Institut für Medizinische Informatik, 1999.

15. Höppner W, Ritter MM. Das medulläre Schilddrüsenkarzinom und die multiple endokrine Neoplasie Typ 2 - Einleitung und Grundlagen. In: Feldkamp J, Scherbaum WA, Schott M eds. Medulläres Schilddrüsenkarzinom. Berlin, New York: Walter de Gruyter, 2002:3-14.

16. Hundahl SA, Cady B, Cunningham MP, Mazzaferri E, McKee RF, Rosai J, Shah JP, Fremgen AM, Stewart AK, Hölzer S. Initial results from a prospective cohort study of 5583 cases of thyroid carcinoma treated in the United States during 1996. Cancer 2000;89:202-217.

17. Kolonel LN, Hankin JH, Wilkens LR, Fukunaga FH, Ward Hinds M. An epidemiological study of thyroid cancer in Hawaii. Cancer Causes and Control 1990;1:223-234.

18. Körber C, Geling M, Werner E, Mörtl M, Mäder U, Reiners C, Farahati J. Incidence of the Familial Nonmedullary Thyroid Carcinoma in the Patient Register of the Clinic and Policlinic of Nuclear Medicine, University of Wuerzburg. Nuklearmedizin 2000;39:16 - 21.

19. La Perle KMD, Jhiang SM, Capen CC. Loss of p53 promotes anaplasia and local invasion in ret/PTC-1-induced thyroid carcinomas. Am J Pathol 2000;157:671-677.

20. Loh KC, Greenspan FS, Dong F, Miller TR, Yeo PPB. Influence of lymphocytic thyroiditis on the prognostic outcome of patients with papillary thyroid carcinoma. J Clin Endocrinol Metabol 1999;84:458-463.

21. Mazzaferri EL, Jhiang SM. Long-term impact of initial surgical and medical therapy on papillary and follicular thyroid cancer. Am J Med 1994;97:418-428.

22. Memon A, Darif M, Al-Saleh K, Suresh A. Epidemiology of reproductive and hormonal factors in thyroid cancer: Evidence from a case-control study in the middle east. Int J Cancer 2002;97:82 - 89.

23. Mulla ZD, Margo CE. Primary malignancies of the thyroid: epidemiological analysis of the Florida Cancer Data System registry. Ann Epidem 2000;10:24-30.

24. Parkin DM, Muir CS, Whelan SL, Gao YT, Ferlay J, Powell J. Cancer incidence in five continents. International Agency for Research on Cancer, Lyon (France), 1992.

25. Pettersson B, Coleman MP, Ron E, Adami HO. Iodine supplementation in Sweden and regional trends in thyroid cancer incidence by histopathologic type. IntJ Cancer 1996;65:13-19.

26. Reiners C. Zum Krebs- und genetischen Risiko nach Radioiodtherapie der Hyperthyreose. Der Nuklearmediziner 1997;5:331 - 334.

27. Reiners C, Farahati J. I-131 therapy of thyroid cancer patients. Quart J Nucl Med 1999;43:324-335.

28. Reiners C, Biko J, Demidchik EP, Drozd V. Thyroid cancer after exposure to ionizing irradiation: histology, staging and clinical data. In: Peter F, Wiersinga W, Hostalek U eds. The Thyroid and Environment. Stuttgart, New York: Schattauer, 2000:193-204.

29. Ron E, Lublin JH, Shore RE, Mabuchi K, Modan B, Pottern LM, Schneider AB, Tucker MA, Boice JD. Thyroid cancer after exposure to external radiation: a pooled analysis of seven studies. Rad Research 1995;141:259-277.

30. Sakoda LC, Horn-Ross PL. Reproductive and Menstrual History and Papillary Thyroid Cancer Risk: The San Francisco Bay Area Thyroid Cancer Study. Cancer Epidemiol 2002;11:51 - 57.

31. Schlumberger MJ. Papillary and follicular thyroid carcinoma. New Engl J Med 1998;338:297-306.

1.2. Pathologie und zytomorphologische Diagnostik

1.2.1. Einleitung

Maligne epitheliale Tumore der Schilddrüse sind in der Regel entweder Adenokarzinome mit follikulärer oder papillärer Differenzierung, endokrine Karzinome mit Kalzitoninsynthese oder undifferenziert. Karzinome mit geringer bis mäßiger Zellpleomorphie, nestartigem (insulärem), trabekulärem oder solidem Wachstum und zum Teil fokaler Ausbildung abortiver follikulärer oder papillärer Strukturen fallen in die Kategorie wenig differenzierter Karzinome. Maligne Schilddrüsentumore mit sowohl follikulärer oder papillärer als auch medullärer (parafollikulärer) Differenzierung kommen vor entweder als Kollisionstumoren (follikuläres/papilläres angrenzend an medulläres Karzinom) oder sehr selten als gemischtdifferenzierte Neoplasien. Eine plattenepitheliale Differenzierung kann insbesondere fokal bei papillären Karzinomen oder bei der mukoepidermoiden Karzinomvariante vorkommen. Vollständig plattenepithelial differenzierte primäre Schilddrüsenkarzinome sind ebenso selten wie schleimbildende Adenokarzinome des Follikelepithels (Tab. 1.6).

Für Therapie und Verlaufsbeurteilung der Karzinomerkrankung sind Differenzierung und Ausdehnung des Tumors von grundlegender Bedeutung. Eine sorgfältige zyto- und histomorphologische Diagnostik ist daher unentbehrlich. Immunchemische Untersuchungen sind in einigen Fällen hilfreich, molekulargenetische Verfahren erweisen sich insbesondere bei den familiären Karzinomerkrankungen als prognostisch wertvoll. Bei den sporadischen Schilddrüsentumoren sind die genetischen Informationen zur Zeit noch von begrenztem Wert und müssen im Zusammenhang mit klinischen und morphologischen Parametern interpretiert werden.

Karzinome des Follikelepithels und metaplastischen Epithels
1. Follikuläre Karzinome (einschließlich der oxyphilen Variante)
- minimal invasiv
- grob invasiv
2. Papilläres Karzinom
- papilläres Mikrokarzinom
- gekapseltes papilläres Karzinom
- follikulär gebaut (Lindsay-Tumor)
- diffus sklerosierend (multizentrisch)
- oxyphile Variante ohne Milchglaskerne
- großzellige Variante
- kolumnäre Variante
3. Gering differenziertes Karzinom (einschließlich insuläres Karzinom)
4. Anaplastisches Karzinom
5. Mukoepidermoides Karzinom
6. Plattenepithelkarzinom (einschließlich Karzinosarkom)
7. Muzinöses Karzinom
Karzinome mit C-Zelldifferenzierung
1. Medulläres Karzinom
Karzinome mit Follikelepithel und C-Zelldifferenzierung
1. Kollisionstumor: follikuläres/papilläres und medulläres Karzinom
2. Gemischtes follikulär differenziertes-medulläres Karzinom

Tab. 1.6: Klassifikation der Schilddrüsenkarzinome.

1.2.2. Präoperative morphologische Diagnostik

Bei guter Punktionstechnik und erfahrener zytologischer Begutachtung kann durch die Feinnadelaspirationszytologie (FNAC) mit hoher Sensitivität zwischen benignen und malignen kalten Knoten der Schilddrüse unterschieden werden [19]. Insbesondere in Kombination mit der Sonographie kann die Operationsfrequenz daher um mehr als die Hälfte gesenkt werden. Das Verfahren ist gering invasiv und sehr komplikationsarm. In zahlreichen Fällen ist eine spezifische Tumorklassifizierung zu erreichen: Papilläre, grob invasive follikuläre und medulläre Karzinome können unterschieden, Karzinommetastasen, Lymphome und Sarkome von den epithelialen Neoplasien des

Schilddrüsenepithels abgegrenzt werden. Dies hilft weitere diagnostische Maßnahmen gezielt einzuleiten, Zweiteingriffe zu vermeiden und die Zahl intraoperativer Schnellschnittuntersuchungen zu verringern. Die punktionszytologische Abgrenzung follikulärer Adenome von minimal invasiven, follikulären Karzinomen ist nicht möglich. Entsprechende Befunde werden, abhängig von den Zellatypien, als zweifelhaft oder malignitätsverdächtig eingestuft und als "follikuläre Neoplasien" bezeichnet, verbunden mit einer Empfehlung zur operativen Klärung.

Falsch negative Befunde sind in 5-15 % der FNAC zu erwarten (vgl. Kap. 1.4.1.3.). Sie beruhen in den meisten Fällen auf einem nichtrepräsentativen Aspirationsmaterial, daneben auch auf lückenhafter Durchsicht der Präparate oder fehlerhafter Interpretation von Befunden. Falschpositive Diagnosen sind sehr selten. Ursache können ausgeprägte papilläre Epithelproliferate in hyperplastischen Strumaknoten vor allem junger weiblicher Patienten sein. Starke degenerative Epithelveränderungen bei dyshormogenetischen Strumen oder als Folge langfristiger thyreostatischer Behandlung können als malignitätsverdächtig eingestuft werden, insbesondere wenn entsprechende klinische Mitteilungen fehlen. Sogenannte "heiße" Knoten weisen oft das zytologische Bild einer follikulären Neoplasie auf; das weitere Vorgehen am Patienten beruht auf klinischen Parametern und gegebenenfalls zytologischen Verlaufskontrollen. Nur selten sind minimal invasive, follikuläre Karzinome szintigraphisch mehrspeichernd.

Follikuläres Karzinom

Minimal invasive follikuläre Karzinome können von follikulären Adenomen am FNAC-Material nicht zuverlässig abgegrenzt werden, da in beiden Läsionen geringe und mäßige Zellatypien sowie mikrofollikuläre oder trabekuläre Thyreozytenverbände vorkommen (Abb. 1.4). Insbesondere bei der oxyphilen Variante können prominente Nukleolen auftreten. Der Nachweis einer Kapselinfiltration oder eines Gefäßeinbruchs ist zytologisch nicht verifizierbar. Etwa 20 % der follikulären Neoplasien erweisen sich nach histologischer Aufarbeitung als Karzinome, daher beinhaltet der zytologische Befund einer follikulären Neoplasie die Empfehlung zur operativen Klärung. Grob-

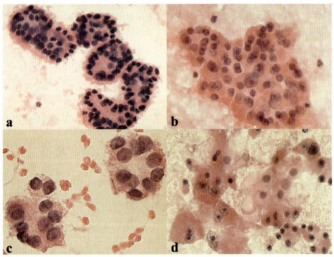

Abb. 1.4: Zytologische Befunde bei follikulären Neoplasien.
a) Unscharf begrenzte mikrofollikuläre Thyreozytenverbände ohne Kolloid, mit Kernvergrößerungen und Kernüberlagerungen - histologisch follikuläres Adenom.
b) Ungeordneter solider Verband von Follikelzellen mit mäßiger Zellpolymorphie, prominenten Nukleolen und breitem, eosinophilgranulärem Zytoplasma - histologisch oxyphiles follikuläres Adenom.
c) Mikrofollikuläre Thyreozytenverbände mit oft mehreren prominenten Nukleolen in vergrößerten Kernen und Zeichen des Kohäsionsverlustes im unteren Zellverband - histologisch mikroinvasives follikuläres Karzinom.
d) Ungeordnete, dissoziierende Verbände oxyphiler Follikelzellen mit starker Kernpleomorphie und zum Teil Makronukleolen - histologisch grob invasives oxyphiles follikuläres Karzinom.

invasive folliculäre Karzinome einschließlich der oxyphilen Variante sind auf Grund der ausgeprägten Zellatypien als maligne Neoplasien erkennbar. In aller Regel besteht bereits klinisch ein Karzinomverdacht.

■ Papilläres Karzinom

Unter Beachtung der klassischen zytologischen Atypien sind papilläre Karzinome im Gegensatz zu den minimal invasiven folliculären Karzinomen zuverlässig zu diagnostizieren (Abb. 1.5). Differentialdiagnostische Schwierigkeiten treten in zystischen Karzinomen auf, insbesondere wenn bei der Punktion die Zystenflüssigkeit nicht vollständig entleert wurde und/oder kein Punktionsmaterial aus sonographisch nachgewiesenen soliden Gewebsarealen enthalten ist. Papilläre Karzinome mit ausgedehnten folliculär wachsenden Anteilen sind am Punktat morphologisch allein mitunter nicht sicher von folliculären Neoplasien abzugrenzen. Bei entsprechendem Verdacht kann eine positive immunchemische Reaktion für hochmolekulare Zytokeratine die Zugehörigkeit zum papillären Karzinom klären. Oxyphile Varianten sind mitunter schwierig abzugrenzen von oxyphilen folliculären Neoplasien, wenn kein papilläres Wachstumsmuster im Punktionsmaterial nachzuweisen ist.

■ Gering differenziertes Karzinom

Der Tumor wächst weitgehend - mindestens zur Hälfte des Infiltrats - solide, trabekulär oder insulär mit geringfügigen differenzierten Karzinomanteilen (entweder folliculär oder papillär). Selten kommen Formen ohne erhaltene gut differenzierte Tumorareale vor, im Gegensatz zu den undifferenzierten Karzinomen ist jedoch in den wenig differenzierten Tumorzellen immunchemisch eine Thyreoglobulin-Expression nachweisbar. Die exakte Diagnose ist selten am Punktionsmaterial möglich, eine morphologische Abgrenzung von trabekulären Adenomen einerseits oder undifferenzierten Karzinomen andererseits schwierig. Nekrosen gelten als prognostisch ungünstig, sind jedoch oft erst am histologischen Präparat nachweisbar [17]. Differentialdiagnostisch müssen gegebenenfalls medulläre Karzinome durch immunchemische Zusatzuntersuchungen ausgeschlossen werden.

■ Medulläres Karzinom

Dieser maligne Tumor des parafolliculären Schilddrüsenepithels tritt überwiegend mit dissoziierenden trabekulären und soliden Zellkomplexen im Aspirat auf. Charakteristische Zytoplasmaeigenschaften, Chromatinstruktur und Zellgestalt erlauben im gut erhaltenen Punktionsmaterial die Diagnose eines endokrinen Karzinoms (Abb. 1.6).

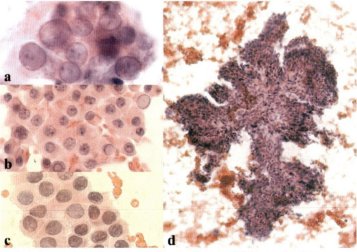

Abb. 1.5: Charakteristische zytologische Befunde des papillären Schilddrüsenkarzinoms. Typische Zellveränderungen sind "Milchglaskerne" (a), große intranukleäre Zytoplasmaeinschlüsse (b) und sogenannte Kernfalten (c) sowie ein typischerweise dicht strukturiertes, scharf begrenztes Zytoplasma (b,c). Pathognomonisch sind ferner einfache oder verzweigt papilläre Tumorzellverbände (d) mit randbildender palisadenförmiger Lagerung der dachziegelartig überlappenden Kerne.

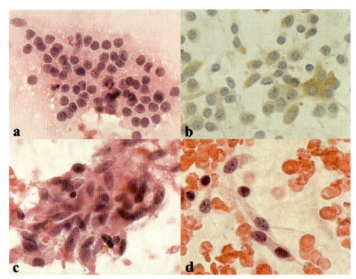

Abb. 1.6: Typische punktionszytologische Befunde bei medullärem Schilddrüsenkarzinom.
a) Rundliche Tumorzellen mit recht breitem, granulär strukturiertem Zytoplasma und hyperchromatischen Kernen ohne prominente Nukleolen.
b) Immunchemische Reaktion mit anti-Kalzitonin am Ausstrichpräparat. Überwiegend plasmazytoide Tumorzellen, fokal mit kräftiger zytoplasmatischer Antikörperreaktion.
c, d) Plumpspindelige Tumorzellen (c) im Verband mit mäßiger Kernpleomorphie und zum Teil prominenten Nukleolen, oder (d) verstreut liegend mit der für endokrine Tumorzellen charakteristischen "Pfeffer-und-Salz"-Struktur des Chromatins.

Auch im zytologischen Material gelingt oft der histochemische Nachweis von Amyloid, in differentialdiagnostisch schwierigen Fällen kann Kalzitonin immunchemisch detektiert werden. Dies ist insbesondere dann hilfreich, wenn die seltene follikuläre Wachstumsform im Punktat in Erscheinung tritt oder die Abgrenzung gegen trabekulär wachsende, thyreozytäre Neoplasien schwierig ist.

■ Undifferenziertes Karzinom

Da die Tumorzellen alle klassischen Malignitätsmerkmale aufweisen, ist die Erkennung zytologisch einfach, meist besteht klinisch ein fortgeschrittenes Tumorstadium. Differentialdiagnostische Schwierigkeiten treten auf in der Abgrenzung zu Metastasen in der Schilddrüse oder, insbesondere bei anaplastischen Karzinomen, zu den seltenen Sarkomen. Anamnestische Angaben zu einem vorbestehenden Tumorleiden des Patienten können wegweisend sein, immunchemische Analysen weiterhelfen.

■ Nicht-epitheliale maligne Tumoren der Schilddrüse

Maligne Lymphome sind vergleichsweise selten, in der Regel blastenreich und der B-Zellreihe zugehörig. Ihre zytologische Abgrenzung von Karzinomen ist meist unproblematisch, immunchemische Untersuchungen können zum Zwecke einer weiteren Typisierung des Lymphoms angeschlossen werden. Niedrigmaligne, primär in der Schilddrüse entstandene B-Zelllymphome gehören überwiegend in die Gruppe der Neoplasien des mucosaassoziierten lymphatischen Gewebes (MALT). Sie sind - insbesondere in der Frühphase der Erkrankung - ohne Zuhilfenahme immunchemischer Verfahren nur schwer von einer floriden Autoimmunthyreoiditis abzugrenzen, auf deren Boden diese lymphoproliferativen Erkrankungen entstehen können. Wenn klinisch die Biopsie eines vergrößerten Lymphknotens nicht möglich ist, kann mittels FNAC-Zellmaterial für eine eingehende immunchemische Analyse, insbesondere mit Hilfe der Durchfluss-Zytometrie, gewonnen werden.

■ Metastasen

Karzinominfiltrate aus der Umgebung in die Schilddrüse sind ebenso wie klinisch nachweisbare Fernmetastasen in die Schilddrüse selten. Erstere sind überwiegend Plattenepithelkarzinome aus

Organen des Kopf-Halsbereichs, letztere häufig Adenokarzinome des Bronchialsystems, der Mamma, des Dickdarms und der Niere. Insbesondere klarzellig differenzierte Absiedlungen von Nierenzellkarzinomen können Schwierigkeiten in der Abgrenzung gegen primäre klarzellige Schilddrüsenkarzinome verursachen. Metastasen von malignen Melanomen kommen gelegentlich vor, ferner von endokrinen Karzinomen, die primär außerhalb der Schilddrüse entstanden sind, insbesondere kleinzelligen Bronchialkarzinomen. Zur Klärung tragen anamnestische Angaben und gegebenenfalls immunchemische Zusatzuntersuchungen maßgeblich bei.

1.2.3. Intraoperative Schnellschnittdiagnostik

Indikationen sind die Dignitätsbeurteilung makroskopisch suspekter Knoten, Überprüfung eines präoperativen Malignitätsverdachtes, und - bei erfolgtem Malignitätsnachweis - gegebenenfalls eine Beurteilung des Lymphknotenstatus und der Absetzungsränder am Operationspräparat.

■ **Follikuläre Neoplasien**

Die Unterscheidung gekapselter follikulärer Adenome von minimal invasiven follikulären Karzinomen ist in über 90 % der Fälle nicht möglich, da selten mehr als drei Gewebsblöcke untersucht werden können. Die endgültige Diagnose wird meist erst am Paraffinmaterial gestellt, an Hand dessen die Suche nach Kapselinfiltration und Gefäßinvasion innerhalb von 24 bis 48 Stunden am vollständig aufgearbeiteten Material erfolgt. Bei Verdacht auf die follikuläre Variante eines papillären Karzinomes dient die gleichzeitige zytologische Untersuchung von Abklatschpräparaten dem Nachweis typischer Kernveränderungen, die am Gefrierschnitt schwer zu erkennen sind.

■ **Mikrokarzinome**

Im Rahmen der Schnellschnittuntersuchung oder bei der histologischen Untersuchung des fixierten Exzisats werden gelegentlich papilläre Karzinome von weniger als 1 cm Größe nachgewiesen. Wichtig ist am Paraffinmaterial dann der Ausschluss eines multifokalen Wachstums. Einige der Mikrokarzinome entsprechen okkulten Karzinomen, also solchen, die mit klinischen Zeichen und/oder Lymphknotenmetastasen einhergehen, aber in der präoperativen Schilddrüsendiagnostik keinen Herdbefund erkennen lassen. Davon abgegrenzt werden zufällig entdeckte, latente Karzinome, die durchaus nicht nur Mikrokarzinomen entsprechen müssen [3].

■ **Ungewöhnliche Karzinome und nichtschilddrüseneigene maligne Neoplasien**

Gelegentlich ist die abschließende Diagnose erst am Paraffinmaterial nach immunchemischer Typisierung möglich, so zum Beispiel, wenn wenig differenzierte, kleinzellige Schilddrüsenkarzinome mit diffusem Wachstum von malignen Lymphomen oder Metastasen kleinzelliger endokriner Karzinome abzugrenzen sind, anaplastische Karzinome als schilddrüseneigene Tumoren zugeordnet werden sollen oder eine Abgrenzung ungewöhnlicher Schilddrüsenkarzinome (muzinös, mukoepidermoid, plattenepithelial) von Infiltraten oder Metastasen aus benachbarten Organen erfolgen muss.

1.2.4. Postoperative histologische Begutachtung

Vom Alter und von einzelnen klinischen Parametern abgesehen, wird die Prognose maligner Schilddrüsentumoren vor allem von histomorphologischen Parametern bestimmt. An die histologische Aufarbeitung des Operationspräparates werden daher folgende Minimalanforderungen gestellt:

1. Die Klassifizierung der Tumoren erfolgt grundsätzlich nach den Richtlinien der WHO [10], gegebenenfalls unter Einbeziehung spezieller immunchemischer Untersuchungen.

2. Nach den Richtlinien der UICC erfolgt die pT-Klassifikation (vgl. hierzu Kap. 1.4.2.). Eine besondere Bedeutung für Therapie und Prognose kommt dem Nachweis eines organüberschreitenden Tumorwachstums zu, was bei der Gewebsaufarbeitung zu berücksichtigen ist. Eine ausreichende repräsentative Beurteilung des gesamten Präparates ist erforderlich um ein multifokales Tumorwachstum nachweisen oder ausschließen zu können.

3. Zur Festlegung der R-Klassifikation ist die Vollständigkeit der lokalen Tumorentfernung durch histologische Untersuchung der markierten Ränder des Operationspräparates zu prüfen.

4. Eine Beschreibung des Wachstumsverhaltens, insbesondere Unterscheidung minimal-invasiver

und grob-invasiver (nicht-gekapselter) Tumoren, ist prognostisch bedeutsam.

5. Für Therapie und Prognose ist bei Karzinomen der morphologische Zelltyp wichtig, da oxyphile und klarzellige Varianten sowohl im Primärtumor als auch in den metastatischen Absiedlungen keine oder nur eine stark reduzierte Radioiodspeicherung aufweisen. Diese morphologischen Besonderheiten sind in der Tumorsubtypisierung aufzuführen.

6. Die prognostische Relevanz eines Gradings differenzierter Schilddrüsenkarzinome ist nicht geklärt und daher nicht zwingend erforderlich. Das Auftreten von Tumornekrosen in wenig differenzierten Karzinomen sollte jedoch im Hinblick auf den vergleichsweise aggressiveren Krankheitsverlauf mitgeteilt werden.

7. Bei durchgeführter Lymphknotendissektion erfolgt eine pN-Klassifikation nach UICC (vgl. Kap. 1.4.2.). Die Lymphknoten sind getrennt nach zentralem, lateralem und mediastinalem Kompartiment zu untersuchen und die Zahl der jeweils untersuchten und befallenen Lymphknoten anzugeben. Eine verbindliche pN0-Diagnose erfordert die histologische Untersuchung von mindestens sechs regionären Lymphknoten. Insbesondere im Zusammenhang mit papillären Mikrokarzinomen ist es prognostisch bedeutsam, bei positiven Lymphknoten zwischen einem reinen Parenchymbefall und einem extrakapsulären Tumorwachstum zu unterscheiden.

Es gibt mehrere morphologisch-diagnostische Herausforderungen und Besonderheiten, auf die kurz eingegangen werden soll.

■ Follikuläre Neoplasien

Es handelt sich um gekapselte Läsionen, die in der vorhergehenden Diagnostik nicht als grob invasive folliculäre oder als papilläre Karzinome identifiziert wurden. In der Regel ist eine Aufarbeitung von zehn Gewebsblöcken erforderlich, die die Tumorkapsel und angrenzendes Parenchym enthalten. Einige Autoren verwenden den Begriff "minimal invasives" Karzinom nur für Läsionen mit Kapselinfiltration, wohingegen Tumoren mit Gefäßeinbruch als "gekapselte angioinvasive" Karzinome bezeichnet werden (Tab. 1.7). Erstere Tumoren besitzen ein unklares Malignitätspotential, während bei letzteren die Tendenz zu einer hämatogenen Metastasierung offensichtlich ist [2]. Daher sollte eine immunchemische Untersuchung mit Endothelzellmarkern erfolgen, wenn morphologisch allein die Gefäßinvasion auch in Stufenschnitten nicht sicher diagnostiziert werden kann.

- Adenomatöse Hyperplasie
- Adenom
- Karzinom
  - Gekapselt, minimal invasiv
  - Gekapselt, mit Gefäßinvasion
  - Grob invasiv
- Follikuläre Variante des papillären Karzinoms
- Follikuläre Variante des medullären Karzinoms
- Kollisionstumoren/gemischt differenzierte Karzinome mit follikulärer Komponente

Tab. 1.7: Follikulär strukturierte Schilddrüsentumore.

■ Papilläre Karzinome

Follikuläre Varianten des papillären Karzinoms sind in der Regel auf Grund der klassischen architektonischen Veränderungen und Veränderungen der Kernstruktur gut erkennbar. Von der gekapselten Variante mit zum Teil nur fokaler papillärer Differenzierung sind die prognostisch ungünstigeren, diffus infiltrierenden oder multifokalen Formen abzugrenzen, die mit Gefäßinvasion und frühem Auftreten von Lungenmetastasen einhergehen können [11]. Schwierigkeiten bereiten follikuläre Neoplasien, die ganz fokal Kernveränderungen eines papillären Karzinoms aufweisen, ohne die klassischen architektonischen Kriterien zu erfüllen. Auch die molekulargenetische Untersuchung auf eine ret/PTC-Translokation hilft in der Regel nicht, da nur in etwa einem Drittel der papillären Karzinome diese Anomalie besteht, und eine derartige Genumlagerung auch in gutartigen Schilddrüsenläsionen nachgewiesen wurde [7]. In solchen Zweifelsfällen kann die Diagnose eines differenzierten Schilddrüsentumors unklarer Dignität gerechtfertigt sein [4]. Sehr selten wachsen papilläre Karzinome kribriform und enthalten kleine morulaartige Nester plattenepithelähnlicher Tumorzellen. Diese kribriform-moruläre Variante ist charakteristisch für Patienten mit familiärer Polyposis coli (familiäre adenomatöse Polypose, FAP) [3].

Gemischt differenzierte Karzinome

Insbesondere wenn die endokrin differenzierte Tumorkomponente klein und/oder fokal ist, kann sie der Erkennung im Schnellschnittmaterial entgehen. Sie bestimmt jedoch Therapie und Prognose der Erkrankung, daher ist die Erkennung bei der Routineaufarbeitung des Operationspräparates bedeutsam und in Verdachtsfällen eine immunchemische Zusatzuntersuchung indiziert [15].

Wenig differenzierte Karzinome

Das Verhalten dieser Tumoren ist insbesondere bei Nachweis von Tumornekrosen aggressiver als das der differenzierten Schilddrüsenkarzinome. Nekrosen treten gehäuft bei den Patienten im zweiten Altersgipfel um das sechzigste Lebensjahr auf und sind bei den Betroffenen im ersten Häufigkeitsgipfel um das 30. Lebensjahr selten. Bestimmte Wachstumsmuster (insulär, trabekulär oder solide), eine oxyphile Transformation der Tumorzellen oder eine Gefäßinvasion korrelieren hingegen nicht mit einer Prognoseverschlechterung [17].

1.2.5. Stellenwert der morphologischen Diagnostik in der Nachsorge

Bei klinischen Hinweisen auf Lokalrezidive und Lymphknotenmetastasen kann der morphologische Nachweis in der Regel durch eine FNAC erbracht werden. Gleiches gilt auch für Fernmetastasen, insbesondere wenn es sich um nicht-iodspeichernde Absiedlungen oder solche in ungewöhnlichen Lokalisationen handelt. Der Vergleich des in diesem Rahmen erhobenen zytologischen Befundes mit dem morphologischen Bild bei Erstdiagnose kann Aufschluss geben über Änderungen im Differenzierungsgrad oder die Selektion eines aus therapeutischer Sicht ungünstigen Zellklons (z.B. oxyphil).

1.2.6. Genetische Untersuchungen - Bedeutung für Diagnose und Prognose

Für genetische Untersuchungen in der Diagnostik gibt es unterschiedliche Indikationen. Genetische Informationen unterstützen anamnestische Daten und helfen bei der Abschätzung des Erkrankungsrisikos für bestimmte Patientengruppen mit familiären Erkrankungen (Tab. 1.8). Der Wert dieser Untersuchungen für die Typisierung der nicht-medullären Schilddrüsenkarzinome ist noch nicht erwiesen. Es ist jedoch abzusehen, dass molekulare Marker für die Unterscheidung follikulärer Adenome von minimal-invasiven follikulären Karzinomen identifiziert werden können und zukünftig Teil des präoperativen diagnostischen Arsenals werden. Dabei ist es vorteilhaft, dass Genmutationen mit Hilfe einer einfachen PCR-Untersuchung an extrahierter DNS feststellbar sind. Durch chromosomale Umlagerungen entstandene abnorme Fusionsgene müssen mit der etwas aufwendigeren reverse Transkriptase (RT)-PCR von Tumorzellen nachgewiesen werden.

Erkrankungsbezeichnung	Genetische Anomalie (Lokalisation)
Familiäres papilläres Karzinom	Unbekannt
Familiäres papilläres Karzinom und papillärer Nierentumor	1q 21
Familiäre Polyposis coli	5q APC Gen
Gardner Syndrom	5q APC Gen
Cowden Syndrom	10q22-23 PTEN Gen
Multinoduläre Struma	Unbekannt
Multiple endokrine Neoplasie Typ 1	11q13 Tumorsuppressorgen
Familiäres medulläres Schilddrüsenkarzinom	10q11.2 ret Protoonkogen
Multiple endokrine Neoplasie Typ 2a	10q11.2 ret Protoonkogen
Multiple endokrine Neoplasie Typ 2b	10q11.2 ret Protoonkogen
M. Hirschsprung	10q11.2 ret Protoonkogen

Tab. 1.8: Schilddrüsenkarzinome bei familiären Erkrankungen.

Follikuläre Neoplasien und follikuläre Karzinome

Etwa die Hälfte der adenomatösen follikulären Hyperplasien und alle follikulären Adenome und Karzinome sind klonalen Ursprungs. Bei etwa 45 % der follikulären Adenome finden sich verschiedene chromosomale Anomalien. In etwa 26 % der follikulären Adenome kommt eine monoallele Deletion des M. Cowden-Gens (PTEN) vor, wohingegen diese Anomalie in follikulären Karzinomen selten auftritt (13).

In etwa 60 % der Karzinome sind klonale chromosomale Aberrationen nachweisbar. Deletionen des kurzen Arms von Chromosom 3 sind relativ häufig (3p25 → pter), ein Verlust von Chromosom 22 findet sich eher bei grob invasiven als bei minimal invasiven Tumoren. Die Translokation t(7;8)(p15;q24) korreliert mit einem aggressiven biologischen Verhalten. In über der Hälfte der follikulären Karzinome, aber nur selten in Adenomen, ist eine Translokation t(2;3)(q13;p25) nachweisbar, die Teile des Gens für den Schilddrüsentranskriptionsfaktor PAX8 mit dem PPAR (peroxisome proliferator-activated receptor) g1 Gen zusammenlagern. Die Translation von diesem Genkonstrukt führt zu einer intranukleären Überexpression des onkogenen PAX8/PPARg1-Fusionsproteins [12].

Molekulargenetisch lassen sich in 50 % der follikulären Karzinome Mutationen des N-ras Onkogens (meist Kodon 12) nachweisen [8]. Die gleichen Mutationen betreffen auch einerseits 18 % der follikulären Adenome, andererseits 25 % der undifferenzierten Karzinome. In papillären Karzinomen sind N-ras Mutationen selten (14 %), betreffen Kodon 61 und sind mit einer vergleichsweise ungünstigeren Prognose verbunden. H-ras Mutationen finden sich sowohl in einem Drittel der follikulären Karzinome als auch der follikulären Adenome. In follikulären Adenomen mit Zellatypien (atypischen follikulären Adenomen) hingegen gelingt ein positiver Mutationsnachweis in 71 % der Fälle [3]. Demgegenüber scheinen ras-Mutationen keine Rolle bei den medullären Karzinomen zu spielen [9].

Die genetischen Untersuchungsergebnisse bestätigen die Erfahrungen der morphologischen Diagnostik, dass zwischen adenomatösen follikulären Neoplasien und follikulären Adenomen einerseits sowie follikulären Adenomen und follikulären Karzinomen andererseits fließende Übergänge bestehen. Dabei scheinen ras-Mutationen ein frühes Ereignis bei der Entstehung der Neoplasien, jedoch kein Schrittmacher für die maligne Entartung zu sein. Ein erfolgreicher Kandidat bei der Suche nach molekularen Markern für obligate Präkanzerosen follikulär differenzierter Karzinome und zur präoperativen Verifizierung maligner follikulärer Neoplasien am punktionszytologischen Material ist das PAX8/ PPARg1-Fusionsgen.

■ Papilläre Karzinome

Auch bei 30-40 % der papillären Schilddrüsenkarzinome ist eine bestimmte und organspezifische chromosomale Umlagerung mit hoher Frequenz nachweisbar, die parazentrische Translokation des langen Arms von Chromosom 10 (inv (10)(q11.2;q21)). Dabei wird das N-terminale Ende des Rezeptor-Tyrosinkinase-Gens ret an den PTC-Genort ("papillary thyroid carcinoma gene") angelagert, meist an PTC1. Das ret Proto-Onkogenprodukt spielt in der neuronalen Differenzierung eine Rolle und wird in normalen Thyreozyten nicht exprimiert. Der extrazelluläre Anteil des Proteins dient als Rezeptor für den glial-derived neurotropic factor (GDNF). Die Ligandenbindung führt zu einer ret Rezeptordimerisierung mit dem GDFNR-Protein und verursacht eine Aktivierung der intrazellulären Tyrosinkinase-Domäne. Bei den ret Genumlagerungen in den Karzinomzellen entsteht ein neuartiges Gen, das für ein abnormes intrazelluläres Fusionsprotein kodiert mit Aktivierung der Tyrosinkinase-Domäne. Auf diese Weise kommt es zu einem dauerhaften und ungeregelten ("konstitutiven") Anschalten des PTC Onkogens, was Mitose-induzierende Signalwege aktiviert [18]. Ein ähnlicher pathophysiologischer Mechanismus scheint einer wesentlich selteneren chromosomalen Aberration bei papillären Karzinomen zugrunde zu liegen, der intrachromosomalen Umlagerung 1q23-24. Teile des trk Gens, das für den nerve growth factor (NGF) Rezeptor kodiert, werden dadurch mit anderen Genen fusioniert, zum Beispiel mit dem Tropomyosin-Gen TPM3. Während ret Genrearrangements in den gewöhnlichen follikulären Karzinomen nicht vorkommen, wurden sie häufig auch in malignen und benignen oxyphilen Neoplasien nachgewiesen, die morphologisch nicht die Kriterien papillärer Karzinome erfüllen. Papilläre Karzinome, die zu unterschiedlichen histologischen Subtypen mit unterschiedlicher Prognose gehören (zum Beispiel vom klassischen Typ und mit solidem Wachstumsmuster) weisen gleichartige ret/PTC3 Genumlagerungen auf, so dass deren Nachweis ohne Berücksichtigung des morphologischen Befunds keine Einschätzung des Krankheitsverlaufs erlaubt.

Der Nachweis des ret/PTC Fusionsgens mit Hilfe der RT-PCR kann genutzt werden, um in Zweifelsfällen insbesondere am zytologischen Untersuchungsgut die Diagnose eines papillären Schilddrüsenkarzinoms zu stützen [5]. Allerdings ist eine Korrelation mit den zytologischen Befunden erforderlich, da diese Translokation auch bei nichtmalignen Parenchymveränderungen der Schilddrüse nachgewiesen wurde [19].

■ Familiäres papilläres Schilddrüsenkarzinom (FPTC)

Bei 3-6 % der PTC-Patienten ist die Familienanamnese positiv. Der Erbgang ist autosomal dominant mit variabler Penetranz, so dass in der Regel weniger als die Hälfte der Verwandten 1. Grades betroffen sind. Es besteht eine genetische Heterogenität, ein spezifisches Gen konnte bisher nicht identifiziert werden. Wichtige Krankheitsassoziationen des FPTC bestehen mit multinodulärer Struma (MNG) oder familiärer Polyposis coli (FAP) [1]. Bei 1-2 % aller FAP-Familien mit Exon 15-Mutationen, damit funktioneller Inaktivierung des APC-Gens (adenomatous-polyposis-coli-Suppressorgens), findet sich ein PTC bei weiblichen Patienten im Alter von 15 bis 40 Jahren. Da in den meisten Fällen ein spezifischer Gendefekt fehlt, sind anamnestische Daten als diagnostische Kriterien für ein FPTC heranzuziehen. Hauptkriterien sind PTC bei zwei oder mehr Verwandten 1. Grades, und MNG bei zumindest drei Verwandten 1. und 2. Grades. Als sekundäre Kriterien werden Diagnose des PTC bei Patienten unter 33 Jahren, multifokaler oder bilateraler Tumorbefall, Tumorstadium T4, nodale/extranodale Metastasen und eine familiäre Häufung von Schilddrüsenerkrankungen im Adoleszenzalter gewertet. Wenn entweder beide Hauptkriterien oder ein Hauptkriterium und drei sekundäre Kriterien erfüllt sind, ist eine erbliche Prädisposition anzunehmen [7].

■ Familiäres medulläres Schilddrüsenkarzinom (FMTC)

Etwa 25 % der MTC sind familiär, es besteht ein autosomal-dominanter Erbgang mit altersabhängiger hoher Penetranz. Häufig manifestiert sich diese Karzinomerkrankung im Rahmen des multiplen endokrinen Neoplasie-Syndroms 2, insbesondere MEN-2A [16]. Der Erkrankung liegt eine konstitutive Aktivierung des ret-Gens zugrunde. Der Mechanismus der Genaktivierung unterscheidet sich von dem bei papillären Karzinomen. Während bei letzteren ein Fusionstranskript durch Genumlagerung entsteht, finden sich beim FMTC genaktivierende Mutationen oder Insertionen im Gensegment für die extrazelluläre Domäne, was zu einer Liganden-unabhängigen ret-Dimerisierung und Daueraktivierung der Tyrosinkinase führt. Diese Veränderungen sind in der Keimbahn nachweisbar, so dass der Nachweis mittels PCR und Sequenzierung (Exone 10, 11, 13 und 16) in allen Körperzellen, in der Praxis an Leukozyten des peripheren Blutes, erfolgen kann (vgl. auch Kap. 1, Tab. 1.8).

Die familiäre Mutationsanalyse dient sowohl zur Bestätigung der Diagnose und Risikoabschätzung, als auch zur Präventivdiagnostik bei klinisch unauffälligen Risikopersonen. Eine Mutationsanalyse ist grundsätzlich auch bei jedem Patienten mit sporadischem MTC erforderlich, da ein negatives Ergebnis sowohl ein FMTC als auch ein präsymptomatisches MEN-2A Syndrom ausschließt. Etwa 5 % der MEN-2-assoziierten Karzinome betreffen Patienten mit MEN-2B Syndrom, das mit Auftreten von Schleimhautneuromen einhergeht. Der Verlauf der Erkrankung ist besonders aggressiv und eine prophylaktische Thyreoidektomie bei Nachweis der ret-Mutationen bereits im Kleinkindesalter indiziert.

1.2.7. Ausblick

Die morphologische Begutachtung von Tumormaterial der Schilddrüse ist von grundlegender diagnostischer Bedeutung für Planung, Durchführung und Kontrolle der Therapie bei Patienten mit Schilddrüsenkarzinom. Die FNAC ist nicht nur bei der Stellung einer Operationsindikation hilfreich, sondern trägt auch zur präoperativen Bestimmung des Tumortyps und Operationsplanung bei. Intra- und postoperative feingewebliche Untersuchungen sind notwendig für die Erfolgskontrolle der invasiven Therapie, die Ermittlung prognostischer Parameter und wirken sich auf die postoperative Betreuung des Patienten aus. Eine zytologische oder gegebenenfalls histologische Verifizierung Rezidiv- oder Metastasen-verdächtiger Befunde ist verantwortungsbewusst und in vielen Fällen unerlässlich. Der Stellenwert molekulargenetischer Zusatzverfahren ist für die Diagnose und Prävention familiärer Schilddrüsenmalignome unbestritten hoch. Bei den sporadischen Karzinomerkrankungen ist der diagnostische Wert bislang nur ergänzend zur Morphologie einsetzbar und von begrenzter Aussagekraft. Es zeichnet sich jedoch ab, dass molekulare Marker gefunden werden, die einen hohen prädiktiven Wert für die Unterscheidung follikulärer Neoplasien ohne malignes Potential von follikulären Adenomen erlauben, die übergehen können oder bereits vergesellschaftet sind mit minimal invasiven follikulären Karzinomen. Die betreffenden Untersuchungen können am FNAC-Material durchgeführt werden. Damit kann in Zukunft eine verbesserte Selektion von Patienten erfolgen, die einer operativen Behandlung zugeführt werden sollten.

Literatur

1. Al-Fifi S, Rodd C: Multinodular goiter in children. J Pediatr Endocrinol Metab 2001; 14: 749-756.

2. Baloch ZW, LiVolsi V: Follicular-patterned lesions of the thyroid. The bane of the pathologist. Am J Clin Pathol 2002; 117: 143-150.

3. Chan JKC: Kapitel 18, Tumors of the thyroid and parathyroid gland. In: Fletcher DM, ed.: Diagnostic histopathology of tumors. 2nd ed., Churchill Livingstone, London, 2000, pp. 959-1056.

4. Chan JKC: Strict criteria should be applied in the diagnosis of encapsulated follicular variant of papillary thyroid carcinoma. Am J Clin Pathol 2002; 117: 16-18.

5. Cheung CC, Carydis B, Ezzat S, Bedard YC, Asa SL: Analysis of ret/PTC gene rearrangements refines the fine needle aspiration diagnosis of thyroid cancer. J Clin Endocrinol Metabol 2001; 86: 2187-2190.

6. Chiapetta G, Toti P, Cetta F, Giuliano A, Pentimalli F, Amendola I, Lazzi S, Monaco M, Mazzuchelli L, Tosi P, Santoro M, Fusco A: The RET/PTC oncogene is frequently activated in oncocytic thyroid tumors (Hurthle cell adenomas and carcinomas), but not in oncocytic hyperplastic lesions. J Clin Endocrinol Metab 2002; 87, 364-369.

7. Elisei R, Romei C, Vorontsova T, Cosci B, Veremeychik V, Kuchinskaya E, Basolo F, Demidchik E P, Miccoli P, Pinchera A: RET/PTC rearrangements in thyroid nodules: studies in irradiated and not irradiated, malignant and benign thyroid lesions in children and adults. J Clin Endocrinol Metab 2001; 86: 3211-3216.

8. Esapa CT, Johnson SJ, Kendall-Taylor P, Lennard TW, Harris PE: Prevalence of Ras mutations in thyroid neoplasia. Clin Endocrinol 1999; 50: 529-535.

9. Fenton C, Anderson J, Lukes Y, Dinauer CA, Tuttle RM, Francis GL: Ras mutations are uncommon in sporadic thyroid cancer in children and young adults. J Endocrinol Invest 1999; 22: 781-789.

10. Hedinger C: Histological typing of thyroid tumors. 2nd ed. WHO International Classification of Tumors. Springer, Berlin 1988.

11. Ivanova R, Soares P, Castro P, Sobrinho-Simoes M: Diffuse (or multinodular) follicular variant of papillary thyroid carcinoma: a clinicopathologic and immunohistochemical analysis of ten cases of an aggressive form of differentiated thyroid carcinoma. Virchows Arch 2002; 440: 418-424.

12. Kroll TG, Sarraf P, Pecciarini L, Chen CJ, Mueller E, Spiegelmann BM, Fletcher JA: PAX8-PPARgamma1 fusion oncogene in human thyroid carcinoma. Science 2000; 289: 1357-1360.

13. Kroll TG: Molecular rearrangements and morphology in thyroid cancer. Am J Pathol 2002; 160: 1941-1944.

14. Musholt TJ, Musholt PB, Petrich T, Oetting G, Knapp WH, Klempnauer J: Familial papillary thyroid carcinoma: genetics, criteria for diagnosis, clinical features, and surgical treatment. World J Surg 2000; 24: 1409-1417.

15. Papotti M, Volante V, Komminoth P, Sobrino-Simoes M, Bussolati G: Thyroid carcinomas with mixed follicular and C-cell differentiation patterns. Sem Diag Pathol 2000; 17: 109-119.

16. Phay JE, Moley JF, Lairmore TC: Multiple endocrine neoplasias. Sem Surg Oncol 2000; 18: 324-332.

17. Sobrino-Simoes M, Sambade C, Fonseca E, Soares P. Poorly differentiated carcinomas of the thyroid gland: a review of the clinicopathologic features of a series of 28 cases of a heterogeneous, clinically aggressive group of thyroid tumors. Int J Surg Pathol 2002; 10: 123-131.

18. Tallini G, Asa SL: RET oncogene activation in papillary thyroid carcinoma. Adv Anat Pathol 2001; 8: 345-354.

19. The Papanicolaou Society of Cytopathology Task Force on Standards of Practice: Guidelines of the Papanicolaou Society of Cytopathology for the examination of fine-needle aspiration specimens from thyroid nodules. Mod Pathol 1996; 9: 710-715.

1.3. Klinisches Bild, Verlauf, prognostische Faktoren

1.3.1. Klinisches Bild

Schilddrüsenkrebs präsentiert sich üblicherweise selten mit eindeutigen klinischen Symptomen. In einer Studie an 835 Patienten, die wegen Knotenkröpfen operiert worden waren [1], fand sich bei 31 % der Fälle mehr oder weniger zufällig Schilddrüsenkrebs (davon in knapp der Hälfte der Patienten Tumoren mit einem Durchmesser von weniger als 10 mm). Eine schon etwas ältere deutsche

Studie an 1.116 Patienten mit Schilddrüsenkrebs aus einem Gebiet mit mäßigem Iodmangel [2] ergab, dass das führende Symptom des Schilddrüsenkrebses bei 40 % der Patienten der intrathyreoidale solitäre Knoten ist (Abb. 1.7). Zervikale Lymphknotenvergrößerungen fanden sich als initiales Symptom häufiger bei Männern (21 %) als bei Frauen (10 %); dabei waren Lymphknotenvergrößerungen als Symptom des Schilddrüsenkrebses bei Patienten jünger als 40 Jahre dreimal häufiger als bei Patienten älter als 50 Jahre. Bei über 60-jährigen Patienten fanden sich höhere Tumorstadien (T3 und T4) deutlich häufiger (42 %) als bei Patienten unter 40 Jahren (25 %). Klinische Symptome, wie Heiserkeit aufgrund einer Rekurrensparese waren mit 0,6 % sehr selten; Fernmetastasen als Primärsymptom des Schilddrüsenkrebses wurden nur in 0,8 % der Fälle gefunden. Eine Strahlenexposition der Schilddrüse ließ sich bei 2,6 % der deutschen Patienten eruieren. Insgesamt fanden sich szintigraphisch kalte Knoten bei 55 % der Patienten dieser Studie [2].

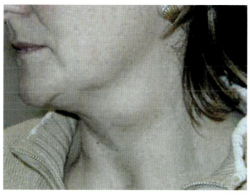

Abb. 1.7: 46jährige Patientin mit solitärem Schilddrüsenknoten: histologisch folliculäres Schilddrüsenkarzinom.

Die Frage nach der Prävalenz des Schilddrüsenkrebses bei Patienten mit Hyperthyreose bei Morbus Basedow oder funktioneller Autonomie ist häufig diskutiert worden. Eine Studie am Patientengut der gleichen Region mit moderatem Iodmangel [3] ergab, dass nur 2,6 % der Patienten, die wegen einer Hyperthyreose operiert wurden, unentdeckte maligne Knoten aufwiesen (2 % der Fälle mit Morbus Basedow und 4 % der Patienten mit funktioneller Autonomie). Die Prävalenz des Schilddrüsenkarzinoms bei Hyperthyreose-Patienten unterschied sich dabei nicht von derjenigen bei Patienten mit euthyreoten Strumen aus dem gleichen Gebiet mit moderatem Iodmangel [3]. Möglicherweise ist das Karzinomrisiko bei Hyperthyreose-Patienten aus Regionen mit ausreichender Iodversorgung erhöht [4].

Die klinischen Symptome des Schilddrüsenkrebses konnten kürzlich auch in einer deutschen Patient Care Evaluation Study (PCES) of Thyroid Cancer analysiert und mit einer entsprechenden PCES-Studie aus den USA verglichen werden [5]. Bei 4 % der deutschen Patienten war eine vorangehende Strahlenexposition zu eruieren; dies traf auch auf 4,7 % der Patienten aus den USA zu. Ein deutlicher Unterschied bestand bezüglich der Häufigkeit der Struma: Bei 81 % der deutschen Patienten fand sich eine Schilddrüsenvergrößerung, wohingegen ein Kropf nur bei 45 % der amerikanischen Patienten vorlag. Knoten waren bei 77 % der deutschen und bei 75 % der amerikanischen Patienten mit später entdecktem Schilddrüsenkarzinom zu tasten. Schluckstörungen, Halsschmerzen, Heiserkeit und Stridor wurden dokumentiert bei 26 %, 8 %, 5 % und 11 % der deutschen Patienten im Vergleich zu 12 %, 6 %, 8 % und 4 % der amerikanischen Patienten. Eine Vergrößerung von Halslymphknoten als Erstsymptom des Schilddrüsenkrebses wurde deutlich häufiger bei amerikanischen (27 %) als bei deutschen Patienten (7 %) gefunden.

1.3.2. Verlauf

Die Behandlungsaussichten des Schilddrüsenkarzinoms sind im allgemeinen sehr gut. Die günstigste Prognose mit 10-Jahresüberlebensraten von 85-90 % weisen papilläre Karzinome auf [6, 7]. Papilläre Karzinome metastasieren vorwiegend lymphogen, wobei die Überlebensraten nicht wesentlich negativ von einem Lymphknotenbefall beeinflusst werden. Allerdings hat eine Lymphknotenmetastasierung einen prognostisch ungünstigen Einfluss im Hinblick auf eine Fernmetastasierung bei der Untergruppe der papillären Schilddrüsenkarzinome im Stadium pT4 [8]. Lymphknotenmetastasen finden sich beim papillären Karzinom der Stadien pT1 bis pT3 in rund 11 % und des Stadiums pT4 in rund 50 % der Fälle. Sie sind bei Patienten unter 40 Jahren (23 %) deutlich häufiger als bei Patienten, die das 40. Lebensjahr überschritten haben (13 %). Typisch für die diffus sklerosierende Form papillärer Karzinome ist eine Lungenmetastasierung in Form einer disseminierten Aussaat. Diese Form der Tumorerkrankung mit gleichzeitiger Lymphknotenbeteiligung findet sich relativ häufig bei Kindern und Jugendlichen mit papillärem Schilddrüsenkarzinom (10-20 % der Fälle).

Die 10-Jahresüberlebensraten der follikulären Karzinome sind bei 75-80 % anzusiedeln [6, 7, 9]. Unter prognostischen Gesichtspunkten ist die Unterscheidung zwischen minimal invasiven, gekapselten Tumoren und grob invasiven follikulären Karzinomen von Bedeutung. Follikuläre Karzinome metastasieren vorwiegend hämatogen in Lunge und Skelett (in 20-30 % der Fälle). Während sich die Fernmetastasen beim papillären Karzinom häufig synchron manifestieren, können diese bei den follikulären Karzinomen metachron auch noch nach mehr als 10 Jahren auftreten [10]. Von klinischer Relevanz ist, dass rund 2/3 aller synchronen Metastasen Radioiod speichern, während dies nur auf etwa 1/3 aller metachronen Metastasen zutrifft [10].

Die oxyphilen bzw. onkozytären malignen Tumoren werden nach der WHO-Einteilung als Varianten der follikulären bzw. papillären Karzinome betrachtet. Onkozytäre Karzinome speichern in der Regel kein Radioiod, bilden jedoch Thyreoglobulin [11]. Dies ist für die Therapie und Nachsorge von erheblicher Bedeutung. Die Prognose der onkozytären Karzinome stellt sich mit 10-Jahresüberlebenszeiten zwischen 50 % und 60 % ungünstiger dar als die der restlichen follikulären bzw. papillären Karzinome [11].

Die von den parafollikulären C-Zellen ausgehenden medullären Karzinome kommen sporadisch (70-80 %) und familiär (20-30 %) entweder isoliert oder im Rahmen einer multiplen endokrinen Neoplasie vor. Bei sporadischen Formen findet sich meist ein unifokaler Tumorbefall der Schilddrüse, während bei der hereditären Form gewöhnlich beide Schilddrüsenlappen betroffen sind. C-Zell-Karzinome metastasieren sowohl lymphogen (20-30 %) als auch hämatogen (30-40 %). Die 10-Jahresüberlebensraten bei dieser Tumorform liegen bei 60-70 % [11, 16].

Die anaplastischen Schilddrüsenkarzinome zählen zu den malignen Tumoren mit der schlechtesten Prognose überhaupt. Der Median der Überlebenszeit liegt bei etwa 100 Tagen (vgl. Abb. 2.9); kaum ein Patient überlebt das erste Jahr nach Diagnosestellung [11]. Anaplastische Karzinome infiltrieren rasch das perithyreoidale Gewebe, viele Patienten ersticken aufgrund der lokalen Kompressionserscheinungen. Gelingt es, das lokal infiltrative Wachstum durch eine perkutane Strahlentherapie (u.U. in Kombination mit Chemotherapie) aufzuhalten, so kommt es etwas später häufig zu einer rasch zum Tode führenden Lungenmetastasierung.

1.3.3. Prognostische Faktoren

Eine kaum zu überschauende Vielzahl von Publikationen beschäftigt sich mit der Evaluierung prognostischer Faktoren für differenzierte papilläre und follikuläre Schilddrüsenkarzinome unter Einschluss epidemiologischer, biologischer, klinischer und pathologischer Daten sowie – neuerdings – Untersuchungen zur DNA-Ploidie und Molekulargenetik. Die Anwendung univariater statistischer Methoden bei der Untersuchung dieser Einflussfaktoren kann zu gravierenden Fehlbeurteilungen führen, da die prognostischen Faktoren nicht unabhängig, sondern in unterschiedlicher Ausprägung voneinander abhängig sind (z.B. Alter – Tumorstadium). Aus diesem Grund ist es erforderlich, multivariate statistische Verfahren anzuwenden, um unabhängige prognostische Faktoren ermitteln zu können.

Von verschiedenen Autoren wurden zur Abschätzung der Prognose eines individuellen Patienten prognostische Scores vorgeschlagen. Schlumberger und Pacini [12] haben kürzlich diese Bewertungssysteme kritisch analysiert und in Form der nachfolgenden Tab. 1.9 zusammengestellt.

1.3. Klinisches Bild, Verlauf, prognostische Faktoren

Patientencharakteristika
• Fortgeschrittenes Lebensalter
• Männliches Geschlecht
Tumorbesonderheiten
• Histologie
- Papilläre Varianten: großzellig, "columnar cells"
- Follikuläre Varianten: grob invasiv, schlecht differenziert
• Tumorausmaß
- Großes Tumorvolumen
- Ausbreitung über die Schilddrüsenkapsel hinaus
- Fernmetastasen
- Weitere Charakteristika: Multifokalität, Lymphknotenmetastasen (groß, multipel, bilateral oder im Mediastinum)
• Aneuploidie
Behandlungscharakteristika
• Unvollständige Resektion
• Keine ablative Radioiodtherapie
Erhöhtes Serum-Thyreoglobulin mehr als 3 Monate nach Operation

Tab. 1.9: Ungünstige prognostische Faktoren [nach 12].

Zu den bedeutendsten prognostischen Faktoren beim differenzierten Schilddrüsenkarzinom zählt das Lebensalter des Patienten. Das Risiko für ein Rezidiv und tumorbedingte Mortalität steigt mit dem Lebensalter zum Zeitpunkt der Diagnose (s. Abb. 1.8). Kinder bzw. Jugendliche älter als 10 Jahre haben trotz einer in dieser Altersgruppe nicht selten festzustellenden ausgedehnten Lymphknotenmetastasierung sowie disseminierten Lungenmetastasen eine sehr gute Prognose. Bei Kindern jünger als 10 Jahre hingegen ist die Tumorerkrankung häufig aggressiver als bei älteren Kindern und Jugendlichen (s. auch Kap. 5.).

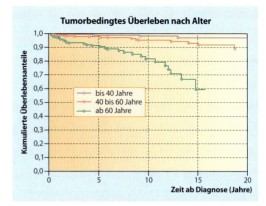

Abb. 1.8: Kumulative Überlebensrate (in %) in Abhängigkeit vom Alter bei 1035 Patienten, die in der Zeit von 1980 bis 2002 wegen eines differenzierten Schilddrüsenkarzinoms an der Würzburger Universitätsklinik behandelt wurden.

Die Diskussion um das Geschlecht als prognostischen Faktor wird kontrovers geführt. Die Prognose des differenzierten Schilddrüsenkarzinoms soll bei Männern ungünstiger sein als bei Frauen; diese Beobachtung ist am Krankengut des Universitätsklinikums Würzburg nicht zu machen (s. Abb. 1.9).

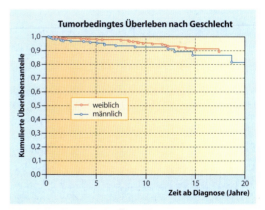

Abb. 1.9: Kumulative Überlebensrate (in %) in Abhängigkeit vom Geschlecht bei 1035 Patienten, die in der Zeit von 1980 bis 2002 wegen eines differenzierten Schilddrüsenkarzinoms an der Würzburger Universitätsklinik behandelt wurden.

Auf die Bedeutung der histologischen Typen und ihrer Varianten für die Prognose des differenzierten Schilddrüsenkarzinoms wurde bereits im Kap. 1.3.2. eingegangen. Hier sollte noch erwähnt werden, dass die Prognose in Abhängigkeit vom histologischen Typ (vgl. Abb. 2.9) nicht unabhängig vom Lebensalter der Patienten gesehen werden kann. So finden sich prognostisch ungünstige Vorläufe des follikulären Schilddrüsenkarzinoms bevorzugt bei Patienten in fortgeschrittenem Lebensalter. Bei einer Vielzahl von malignen Tumoren ist der nukleäre DNA-Gehalt ein entscheidender prognostischer Faktor. Dies scheint bei differenzierten Schilddrüsenkarzinomen allenfalls von untergeordneter Bedeutung zu sein.

Demgegenüber zählen die Tumorgröße und das Wachstumsverhalten (extrathyreoidale Invasion) zu den entscheidensten prognostischen Faktoren beim differenzierten Schilddrüsenkarzinom (s. Abb. 1.10). Während die Prognose bei den sog. Mikrokarzinomen mit einem Durchmesser von weniger als 1 cm als hervorragend zu bezeichnen ist und die tumorbedingte Mortalität als – wenn überhaupt vorhanden – extrem niedrig zu bewerten ist, liegen die 10-Jahresüberlebensraten bei Patienten im pT4-Stadium mit organüberschreitendem Wachstum bei 60-80 %. Multifokale Karzinome sind häufiger mit Lymphknotenmetastasierungen verbunden, während ihr Einfluss auf die Prognose kontrovers diskutiert wird.

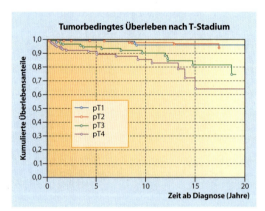

Abb. 1.10: Kumulative Überlebensrate (in %) in Abhängigkeit vom Tumorstadium (nach UICC 1997) bei 1035 Patienten, die in der Zeit von 1980 bis 2002 wegen eines differenzierten Schilddrüsenkarzinoms an der Würzburger Universitätsklinik behandelt wurden.

Auf die prognostische Bedeutung von Lymphknotenmetastasen wurde bereits im vorangegangenen Kapitel eingegangen [8]. Auch Pacini und Schlumberger weisen darauf hin, dass die Lymphknotenmetastasierung ein – wenn auch nicht unabhängiger – Prognosefaktor ist (s. Abb. 1.11).

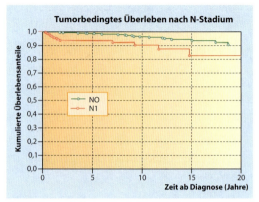

Abb. 1.11: Kumulative Überlebensrate (in %) in Abhängigkeit vom N-Stadium bei 1035 Patienten, die in der Zeit von 1980 bis 2002 wegen eines differenzierten Schilddrüsenkarzinoms an der Würzburger Universitätsklinik behandelt wurden.

Als ungünstigstes prognostisches Kriterium gilt eine Fernmetastasierung zum Zeitpunkt der Diagnosestellung (s. Abb. 1.12). Die Krankheitsverläufe bei Patienten mit Lungenmetastasen des differenzierten Schilddrüsenkarzinoms sind in der Regel günstiger als bei Patienten mit Knochenmetastasen. Besonders günstig unter den metastasierten Stadien stellt sich die Prognose von Kindern und Jugendlichen mit in dieser Altersgruppe häufigen disseminierten Lungenmetastasen dar.

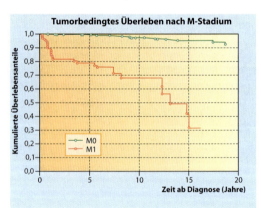

Abb. 1.12: Kumulative Überlebensrate (in %) in Abhängigkeit vom M-Stadium bei 1035 Patienten, die in der Zeit von 1980 bis 2002 wegen eines differenzierten Schilddrüsenkarzinoms an der Würzburger Universitätsklinik behandelt wurden.

Aktuelle molekulargenetische Untersuchungen scheinen darauf hinzudeuten, dass somatische Mutationen des p53-Tumorsuppressorgens mit einer ungünstigen Prognose verbunden sind. Derartige somatische Mutationen finden sich bevorzugt bei Patienten mit anaplastischen Karzinomen. Bei differenzierten Schilddrüsenkarzinomen scheinen Punktmutationen des ras-Gens sowie eine Expression von c-myc Charakteristika aggressiverer Verlaufsformen darzustellen [12].

Noch nicht ausreichend geklärt ist der Einfluss von thyreoidalen Autoimmunprozessen auf den natürlichen Verlauf des Schilddrüsenkarzinoms. Wie bereits erwähnt, kommen Schilddrüsenkarzinome bei Patienten mit florider Autoimmunerkrankung - wie Morbus Basedow und Hashimoto-Thyreoiditis - selten vor. Verlauf und Prognose scheinen nicht von diesen Immunphänomenen abzuhängen. Bei papillären Karzinomen finden sich häufig lymphozytäre Infiltrationen (in rund 30 % der Fälle); sie stellen keine unabhängigen prognostischen Faktoren dar und sind nicht mit einer niedrigeren Rezidiv- oder Metastasierungsrate verbunden [13].

Abschließend sei kurz erwähnt, dass verschiedene Autoren und Organisationen prognostische Scores vorgeschlagen haben. Die größte Bekanntheit haben dabei das von Cady et al. [14] entwickelte AMES-System, basierend auf den Merkmalen Alter, Metastasierung, Extent = Tumorausbreitung und Size = Tumorgröße sowie das AGES-System der Mayo Clinic [15], in denen Alter, Grading, Extent sowie Size Beachtung finden. Die Gruppe der Mayo Clinic hat später ein modifiziertes Schema vorgeschlagen [16], in dem die Metastasierung, das Alter, die Completeness = Vollständigkeit der Operation sowie Invasion und Size (MACIS) zur Prognosebeurteilung herangezogen werden. Zusammenfassend ist jedoch festzustellen, dass auch das klassische Staging nach dem TNM-System klinisch ausreichende Informationen zur Abschätzung der Prognose liefert (s. Kap. 1.4.2.).

Literatur

1. Yamashita H, Noguchi S et al. Thyroid cancer associated with adenomatous goitre: An analysis of the incidence and clinical factors. Jap J Surg 1997; 27: 495-499.

2. Reinwein D, Benker G et al. Erstsymptome bei Schilddrüsenmalignomen: Einfluss von Alter und Geschlecht in einem Iodmangelgebiet. Dtsch Med Wochenschr 1989; 114: 775-782.

3. Krause U, Olbricht T et al. Evaluating the implications of clinical practice guidelines for patient care. Am J Med Qual 2001; 16: 9-16.

4. Belfiore A, Russo D, Vigneri R, Filetti F. Graves' disease, thyroid nodules and thyroid cancer. Clinc Endocrinol 2001; 55: 711-718.

5. Hölzer S, Reiners C, Mann K et al. Patterns of care for patients with primary differentiated thyroid carcinoma of the thyroid gland treated in Germany during 1996. Cancer 2000; 89: 192-201.

6. Mazzaferri EL, Jhiang SM. Long-term impact of initial surgery and medical therapy on papillary and follicular thyroid cancer. Am J Med 1994; 97: 418-428.

7. Reiners C, Farahati J I-131 therapy of thyroid cancer patients. Quart J Nucl Med 1999; 43: 324-335.

8. Farahati J, Mörtl M, Reiners Chr. Die Bedeutung des Lymphknotenstatus beim papillären und follikulären Schilddrüsenkarzinom für den Nuklearmediziner. Zentralbl Chir 2000; 125: 830-834.

9. Samaan NA, Schultz PN, Haynie TP, Ordonez NG. Pulmonary metastasis of differentiated thyroid carcinoma: Treatment results in 101 patients. J Clin Endocrinol Metab 1985; 60: 376-380.

10. Reiners Chr, Reimann J, Schäffer R et al. Das metastasierende differenzierte Schilddrüsenkarzinom. Fortschr Röntgenstr 1984; 141: 306-313.

11. Schäffer R, Reiners Chr, Reimann I, Börner W: Das onkozytäre Schilddrüsenkarzinom: Klinisch-pathologische Renaissance einer Tumorform. Tumor Diagn Ther 1983; 4: 161-168.

12. Schlumberger M, Pacini F. Thyroid tumors. Editions Nucléon, Paris 1999.

13. Kebebew MD, Treseler TA, Ituarte PHG, Clark OH. Coexisting chronic lymphcytic thyroiditis and papillary thyroid cancer revisited. World J Surg 2001; 25: 632-637.

14. Cady B, Rossi R. An expanded view of risk-group definition in differentiated thyroid carcinoma. Surgery 1988; 104: 947-953.

15. Hay ID, Grant CS, Taylor WT, Mc Conahey WM. Ipsilateral lobectomy versus bilateral lobar resection in papillary thyroid carcinoma: a retrospective analysis of surgical outcome using a novel prognostic scoring system. Surgery 1987; 102: 1088-1095.

16. Hay ID, Bergstralh EJ, Goellner JR et al. Predicting outcome and papillary thyroid carcinoma: development of a reliable prognostic scoring system in a cohort of 1779 patients surgically treated at one institution during 1940 through 1989. Surgery 1993; 114: 1050-1058.

17. Akslen LA, Haldorsen T, Thoresen SO, Glattre E. Survival and causes of death in thyroid cancer: a population-based study of 2479 cases from Norway Cancer Res 1991; 51:1234-41.

1.4. Diagnostik und Staging

1.4.1. Diagnostik

1.4.1.1. Ultraschalldiagnostik

Die Sonographie wird am häufigsten für die Bildgebung in der Schilddrüsendiagnostik eingesetzt. Ultraschalluntersuchungen sind relativ preisgünstig, leicht verfügbar und rasch durchführbar; sie führen nicht zu einer Strahlenexposition. Die Sonographie kann zur Volumetrie der Schilddrüse und von Schilddrüsenknoten herangezogen werden. Mit ihr lassen sich die Echostruktur (diffuse, uni- oder multifokale Läsionen), die Echogenität (echonormal, echofrei, echoarm, echodicht) und benachbarte Strukturen sowie Raumforderungen im Halsbereich beurteilen. Heute werden Ultraschallscanner mit einer Sendefrequenz von 7,5 bis 10 MHz empfohlen. Sie gestatten die Darstellung auch kleiner (2-3 mm) herdförmiger Läsionen [10].

Das typische Zeichen der Malignität ist – in mehr als 90 % der Fälle – ein echoarmer solider Herdbefund (s. Abb. 1.13). Auf der anderen Seite werden bösartige Veränderungen sehr selten in echonormalen oder echodichten Läsionen gefunden [28].

Im Rahmen mehrerer Studien ist die Frage untersucht worden, ob zusätzliche Kriterien, die mit der hoch auflösenden Sonographie erfassbar sind, eine bessere Differenzierung maligner von benignen Herdbefunden erlauben. Diese Studien lassen sich derart zusammenfassen, dass es keine Kriterien gibt (wie das sog. Halo-Zeichen, die zystische Degeneration oder eine Verkalkung), die eine sichere Differenzierung gestatten [10, 19]. Die einzigen zuverlässigen Indikatoren von Malignität waren invasives Wachstum von Schilddrüsenknoten und Metastasen in Halslymphknoten bzw. beides [10]. Auf der anderen Seite lässt sich Schilddrüsenkrebs bei echonormalen oder echodichten Knoten mit einer Wahrscheinlichkeit von mehr als 90 % ausschließen.

Man bemüht sich seit mehr als einem Jahrzehnt darum, die Geschwindigkeit und die Richtung des Blutflusses in Schilddrüsenläsionen sonographisch durch die Farb-Doppler-Technik – und – in jüngster Zeit – durch den Power-Doppler-Modus zu charakterisieren. Zur Verstärkung des Perfusionsmusters können Ultraschallkontrastmittel herangezogen werden. Es ist allerdings nicht möglich, spezifische Muster der Malignität mit den genannten Verfahren zu dokumentieren [10, 14]. Im Rahmen einer neueren Studie [19] wurde ein erhöhter intranodulärer Blutfluss bei 67 % der bösartigen und 50 % der gutartigen Knoten beschrieben. Hegedues und Karstrup gehen ohnehin da-

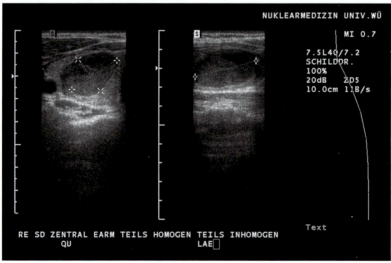

Abb. 1.13: Gut abgrenzbarer, solider echoarmer Knoten im rechten Schilddrüsenlappen (papilläres Karzinom, vgl. Abb. 1.15)

von aus, dass mindestens 60-70 % der kalten solitären Knoten als gutartige Kolloidknoten mit einem minimalen Risiko der Malignität (< 1 %) mittels der konventionellen Sonographie und der ultraschallgezielten Feinnadelbiopsie eingestuft werden können [10].

Durch die Verbesserung der diagnostischen Möglichkeiten und deren breiter Anwendung (Ultraschall, MRT, CT, PET) werden Schilddrüsenknoten häufig als Nebenbefund erhoben. Unter Berücksichtigung von Risikofaktoren (s. auch Tab. 1.5) zeigt Abb. 1.14 einen Algorithmus für das diagnostische Vorgehen bei zufällig diagnostiziertem Schilddrüsenknoten.

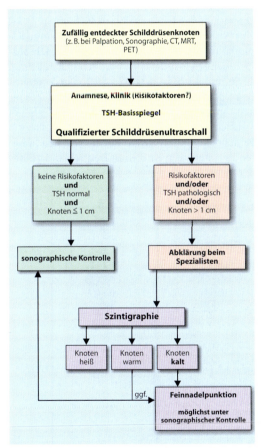

Abb. 1.14: Diagnostisches Vorgehen bei zufällig entdecktem Schilddrüsenknoten.

1.4.1.2. Szintigraphie

Die Szintigraphie ergänzt als primär funktionsorientiertes Verfahren die morphologische Information der Sonographie. Heute wird Tc-99m-Pertechnetat für die Routineszintigraphie benutzt. Für spezielle Indikationen (z.B. zum Nachweis von Rezidiven oder Metastasen des differenzierten Schilddrüsenkarzinoms nach Operation und Radioiodtherapie) ist I-131-Natriumiodid das Radiopharmazeutikum der Wahl. Für die Schilddrüsenszintigraphie mit Tc-99m-Pertechnetat ist heute eine Gammakamera mit hoch auflösendem Kollimator obligat [6].

Das typische szintigraphische Zeichen von Malignität ist der kalte Knoten (s. Abb. 1.15). Börner et al. publizierten bereits 1965 eine detaillierte Studie zu szintigraphischen Untersuchungen an 2.237 Schilddrüsenpatienten [2]. Sie konnten zeigen, dass die Häufigkeit kalter Knoten von 21 % bei Patienten im Alter von 15 bis 16 Jahren auf 45 % bei Patienten älter als 65 Jahre ansteigt. Bei Patienten jünger als 35 Jahre entsprachen kalte Knoten selten Schilddrüsenkarzinomen. Auf der anderen Seite wurde Schilddrüsenkrebs in kalten Knoten histologisch bei 11 % der Patienten im Alter von 45 bis 65 Jahren und bei 25 % der älter als 65-Jährigen verifiziert [2].

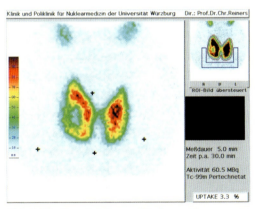

Abb. 1.15: Umschriebene Minderspeicherung im rechten Schilddrüsenlappen entsprechend einem kalten Knoten. (In diesem Fall fand sich ein papilläres Schilddrüsenkarzinom pT2, gleicher Patient wie in Abb. 1.13)

Für die Nachsorge des differenzierten Schilddrüsenkarzinoms wird eine Reihe szintigraphischer Verfahren mit verschiedenen mehr oder weniger spezifischen Radiopharmazeutika empfohlen [4, 24]. An erster Stelle steht hier die Ganzkörperszintigraphie mit diagnostischen oder therapeutischen Aktivitäten von I-131-Natriumiodid, welche häufig den Nachweis von regionalen oder Fernmetastasen erlaubt, die nicht mit anderen bildgebenden Verfahren vorher hätten entdeckt werden können (s. Abb. 1.16).

Des Weiteren ist die Rolle der Ganzkörperszintigraphie mit Thallium-201-Chlorid, Tc-99m-MIBI oder -Tetrofosmin in der Nachsorge des differenzierten Schilddrüsenkarzinoms – besonders bei Tumoren, die kein Radioiod speichern – gut belegt [16, 17]. In jüngster Zeit hat sich auch die Positronen-Emissions-Tomographie (PET) mit F-18-Fluordeoxyglukose (FDG) in der Nachsorge als diagnostisch wertvolles bildgebendes Verfahren speziell bei Patienten mit negativen Radioiodscans erwiesen [9].

Thallium-201-Chlorid, Tc-99m-MIBI und F-18-FDG sind auch im Rahmen der Primärdiagnose des Schilddrüsenkrebses dazu verwendet worden, die Malignität von Schilddrüsenknoten abzuschätzen [1, 15, 24]. Kresnick et al. kommen zu dem Ergebnis, dass die MIBI-Speicherung nicht spezifisch für den Schilddrüsenkrebs ist; ein positiver MIBI-Scan deute eher auf ein Adenom als auf ein Karzinom hin. In ähnlicher Weise hat sich auch die Szintigraphie mit Tl-201-Chlorid oder die PET mit F-18-FDG als wenig spezifisch in der Primärdiagnose des Schilddrüsenkrebses erwiesen.

In der Vergangenheit ist auch die Röntgenfluoreszenzanalyse [21], die die Bestimmung des Iodgehalts der Schilddrüse und von Schilddrüsenknoten erlaubt, zur Differenzierung von benignen und malignen Knoten eingesetzt worden. Es hat sich jedoch gezeigt, dass ein niedriger Gehalt an stabilem Iod, der zunächst als typisch für Schilddrüsenkrebs beschrieben wurde, nicht ausreichend spezifisch für die Diagnosestellung ist [18].

1.4.1.3. Feinnadelaspirationsbiopsie

Nach der PCES-Studie [12] wird in Deutschland bei Patienten mit Schilddrüsenknoten vor der Operation eine Ultraschalluntersuchung in 78 %, eine Szintigraphie in 77 % und eine Feinnadelpunktion in 27 % der Fälle durchgeführt. Die entsprechenden Häufigkeiten belaufen sich auf 39 %, 40 % und 43 % in den USA [12]. Der Vergleich zeigt, dass die Feinnadelpunktion in den USA einen größeren Stellenwert einnimmt als in Deutschland. Auf der anderen Seite muss sich die Feinnadelpunktion aufgrund der erheblich höheren Prävalenz von Knoten in Deutschland gegen-

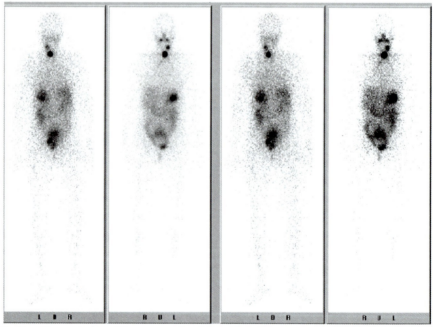

Abb. 1.16: Ganzkörperszintigraphie von ventral und dorsal (jeweils in unterschiedlicher Aussteuerung) mit I-131 bei einer Patientin mit papillärem Schilddrüsenkarzinom. Man erkennt sowohl das speichernde Restschilddrüsengewebe wie auch eine Lymphknotenmetastase links zervikal.

über den USA im Wesentlichen auf die Differentialdiagnose der klinisch besonders verdächtigen solitären Schilddrüsenknoten konzentrieren (s. Tab. 1.10).

Besonders in Gegenden mit endemischem Iodmangel ist also eine Selektion von Patienten vor der Feinnadelaspirationsbiopsie erforderlich. Wie in Tab. 1.10 dargestellt, können Sonographie und Szintigraphie effektiv für die gezielte Indikationsstellung zur Punktion benutzt werden. Die Feinadelpunktion ist obligat bei Patienten mit echoarmen und szintigraphisch kalten Knoten. Heute werden für die Feinnadelaspirationsbiopsie dünne Kanülen (Nr. 17 oder 16, Gauge 25-23) empfohlen. Bei der Verwendung solcher Kanülen sind Komplikationen wie Blutungen (ca. 1 pro 1.000) oder Infektionen (ca. 1 pro 4.000) selten [22]. Die Feinnadelbiopsie sollte heute ultraschallgezielt durchgeführt werden (s. Abb. 1.17a+b)

Sonographie	Szintigraphie	Verdachtsdiagnose	FNAC
echonormal/echodicht	heiß kalt	Autonomie, regressiver Knoten	relative Indikation
echoarm/komplex	heiß	Autonomie, folliculäres Adenom	relative Indikation
	kalt	Malignom Thyreoiditis Blutung	absolute Indikation
echofrei	kalt	Zyste	relative Indikation

Tab. 1.10: Indikationen für die Feinnadelaspirationsbiopsie (FNAC) der Schilddrüse unter Berücksichtigung der Ergebnisse von Sonographie und Szintigraphie [22].

Bei Patienten – besonders jüngeren Alters – mit einem rasch wachsenden Knoten ist die FNAC allerdings immer indiziert, wobei meist auch eine histologische Überprüfung des Befundes erforderlich ist.

Ein Vergleich von neueren Studien, die seit 1994 publiziert wurden und jeweils mehr als 100 Fälle enthalten, zeigt, dass die diagnostische Treffsicherheit der Feinnadelpunktion durch den Einsatz von Ultraschall erhöht werden kann. Die durchschnittliche Sensitivität von 89 % und die Spezifität von 69 % stiegen nach Einführung der ultraschallgezielten Punktion auf 97 % bzw. 83 % an [22]. Darüber hinaus konnte die durchschnittliche Häufigkeit von Biopsien, bei denen kein ausreichendes Material gewonnen wurde, von 18 % auf 7 % reduziert werden [22]. Allerdings konnten bis heute keine allgemein anerkannten Kriterien für die Definition von adäquatem Biopsiematerial etabliert werden. Üblicherweise wird empfohlen, dass mindestens 5 bis 6 Gruppen von 10 gut erhaltenen Follikelzellen begutachtet werden können.

Bezüglich der Details der zytologischen Diagnostik wird auf Kap. 1.2. verwiesen.

In einer Untersuchung aus Spanien konnte gezeigt werden, dass die Häufigkeit "prophylaktischer Operationen" durch die Einführung der durch Palpation gezielten Feinnadelaspirationsbiopsie von 90 % auf 47 % zurückging und dass der Anteil der Karzinome im Operationsmaterial von 15 % auf 33 % anstieg [8]. Darüber hinaus wiesen Carmeci et al. von der Stanford University Californien, USA, kürzlich nach, dass die ultraschallgezielte Feinnadelpunktion beträchtliche Vorteile gegenüber der palpationsgesteuerten Form hat: Die Malignitätsausbeute stieg von 40 % auf 59 % an [3]. Die Abb. 1.17a+b zeigen, dass sich sonographisch während der Feinnadelaspirationsbiopsie die Lage der Kanülenspitze gut kontrollieren lässt.

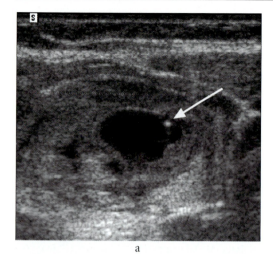

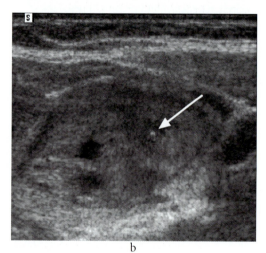

Abb. 1.17: Punktion eines sonographisch echoarmen Knotens mit zentral zystischer Degeneration. **a** zeigt die Nadelspitze (markiert durch weißen Pfeil) als echodichten Reflex in der zystisch degenerierten Zone, **b** die Nadelspitze im soliden Anteil des Knotens.

1.4.1.4. Zusätzliche Untersuchungsverfahren

Bei Patienten mit großen oder multinodulären Kröpfen kann eine **Röntgenuntersuchung** des Halses nützlich sein, um eine Verlagerung der Trachea oder eine Einengung des Trachealvolumens zu erkennen. Für die detaillierte Untersuchung einer Mediastinalbeteiligung sollte eine **CT- oder MRT-Untersuchung** bevorzugt werden. Besonders bei Patienten mit großen, möglicherweise invasiv wachsenden Schilddrüsenkarzinomen sollte präoperativ eine MRT durchgeführt werden, um eine Infiltration von an die Schilddrüse angrenzenden Strukturen (u.a. auch des Sternums) erkennen zu können. In diesem Zusammenhang muss beachtet werden, dass *iodhaltige Röntgenkontrastmittel* bei der CT kontraindiziert sind, wenn der Verdacht auf ein Schilddrüsenkarzinom besteht, da ansonsten die diagnostische oder therapeutische Anwendung von Radioiod mehrere Wochen blockiert sein kann.

Die Bestimmung des schilddrüsenspezifischen Tumormarkers **Thyreoglobulin** ist üblicherweise bei präoperativ bestehendem Malignitätsverdacht nicht sehr informativ, da relativ hohe Thyreoglobulinwerte von 300-500 ng/ml auch bei Strumapatienten mit gutartigen kalten Knoten beobachtet werden (z.B. follikuläre oder onkozytäre Adenome). Thyreoglobulinwerte > 500 ng/ml sind allerdings hochgradig malignitätsverdächtig, da sie sich bei 72 % der Patienten mit follikulären und 56 % der Patienten mit onkozytären Schilddrüsenkarzinomen finden [11]. Besonders bei Patienten mit Metastasen eines unbekannten Primärtumors kann ein erhöhter Thyreoglobulinwert diagnostisch richtungsweisend für ein differenziertes Schilddrüsenkarzinom sein. Thyreoglobulin als Tumormarker ist allerdings wesentlich effektiver nach vollständiger Entfernung der Schilddrüse durch Operation und Radioiod für die Verlaufskontrolle einzusetzen.

In jüngster Zeit sind Routinebestimmungen des **Kalzitonins** im Serum zum Screening auf sporadische medulläre Schilddrüsenkarzinome bei Patienten mit Schilddrüsenknoten empfohlen worden [7, 20, 27]. Die zugrunde liegenden Studien zeigen sehr unterschiedliche Ergebnisse, die zum Teil darauf beruhen, dass die Patienten aus Spezialambulanzen stammen, in denen per se ein höherer Anteil an Patienten mit medullärem Schilddrüsenkarzinom gesehen wird. Die Raten erhöhter Kalzitoninwerte bewegen sich zwischen 0,5 und 4,5 %, wobei der Anteil detektierter medullärer Schilddrüsenkarzinome zwischen 0,2 und 2,9 % schwankt. Es ist noch offen, ob ein Routinescreening mittels der relativ teuren Kalzitoninbestimmung gesundheitsökonomisch gerechtfertigt ist. Bei Patienten mit verdächtigen Befunden (z.B. Knoten mit Verkalkungen, vergrößerten Lymphknoten) sollte die Kalzitoninbestimmung jedoch großzügig als Ergänzung zur Feinnadelpunktion eingesetzt werden. Darüber hinaus wird zur Zeit darüber diskutiert, die Kalzitoninbestimmung routinemäßig vor jedem operativen Schilddrüseneingriff zu empfehlen.

1.4.2. Staging

Kürzlich erschien die 5. Auflage der TNM-Klassifikation maligner Tumoren der International Union against Cancer [26]. Für die Klassifikation der Schilddrüsentumoren finden sich im Vergleich zur 4. Auflage der TNM-Einteilung von 1997 [25] gravierende Änderungen. Diese betreffen vor allem die Definition des sog. Mikrokarzinoms, die Einteilung invasiver Tumorformen sowie die Lymphknoten-Klassifikation. Bisher galten Schilddrüsenkarzinome mit einem Tumordurchmesser <1 cm als sog. Mikrokarzinome, bei denen – im Falle des Vorliegens eines papillären Wachstumsmusters – ein eingeschränkt radikales Vorgehen empfohlen wurde mit Verzicht auf eine vollständige Thyreoidektomie und die nachfolgende Radioiodtherapie [6, 13]. Zur Zeit ist offen, ob die in der Behandlung der Schilddrüsenkarzinome engagierten deutschen Fachgesellschaften der Chirurgen, Internisten und Nuklearmediziner ein eingeschränkt radikales Vorgehen auch bei Tumoren bis zu einem Durchmesser von 2 cm empfehlen (Tumorstadium pT1 nach der aktuellen UICC-Klassifikation). Neu ist auch, dass invasives Wachstum in der aktuellen UICC-Klassifikation differenziert betrachtet wird. Dies hat allerdings nur geringe therapeutische Konsequenzen. Bezüglich der aktuellen Einteilung der Lymphknotenmetastasierung ist von Bedeutung, dass diese nun pathologisch-anatomisch definierten Kompartimenten folgt und dass vorgegeben wird, unter welchen Voraussetzungen das Tumorstadium als pN0 klassifiziert werden kann. Die aktuelle UICC-Klassifikation von 2002 ist nachfolgend dargestellt [26]:

■ Regeln zur Klassifikation

Die Klassifikation gilt nur für Karzinome. Mikroskopische Diagnosesicherung und Unterteilung der Fälle nach histologischem Typ sind erforderlich.

Verfahren zur Bestimmung der T-, N- und M-Kategorien sind:

- *T-Kategorien:* Klinische Untersuchung, Endoskopie und bildgebende Verfahren
- *N-Kategorien:* Klinische Untersuchung und bildgebende Verfahren
- *M-Kategorien:* Klinische Untersuchung und bildgebende Verfahren

■ Regionäre Lymphknoten

Regionäre Lymphknoten sind die zervikalen und oberen mediastinalen Lymphknoten.

■ TNM-Klassifikation

▶ T-Primärtumor

TX	Primärtumor kann nicht beurteilt werden
T0	Kein Anhalt für Primärtumor
T1	Tumor 2 cm oder weniger in größter Ausdehnung, begrenzt auf Schilddrüse
T2	Tumor mehr als 2 cm, aber nicht mehr als 4 cm in größter Ausdehnung, begrenzt auf Schilddrüse
T3	Tumor mehr als 4 cm in größter Ausdehnung, begrenzt auf Schilddrüse oder Tumor (d.h. Ausbreitung in den M. sternothyreoideus oder perithyreoidales Weichgewebe)
T4a	Tumor infiltriert prävertebrale Faszie, mediastinale Gefäße oder umschließt die A.carotis
T4a[1]	(nur undifferenziertes Karzinom) Tumor (unabhängig von der Größe) auf die Schilddrüse beschränkt[2]
T4b[1]	(nur undifferenziertes Karzinom) Tumor (unabhängig von der Größe) mit Ausbreitung jenseits der Schilddrüsenkapsel[3]

Anmerkung:

Multifokale Tumoren, gleich welcher Histologie, sollen mit (m) gekennzeichnet werden, wobei die höchste T-Kategorie die Klassifikation bestimmt.

[1]Alle undifferenzierten anaplastischen Karzinome werden als T4 klassifiziert.
[2]Intrathyreoidale undifferenzierte Karzinome: als chirurgisch resektabel beurteilte Karzinome.
[3]Extrathyreoidale undifferenzierte Karzinome: als chirurgisch nicht resektabel beurteilte Karzinome.

▶ N – Regionäre Lymphknoten

NX	Regionäre Lymphknoten können nicht beurteilt werden
N0	Kein Anhalt für regionäre Lymphknotenmetastasen
N1	Regionäre Lymphknotenmetastasen
N1a	Metastasen in Lymphknoten des Level VI (prätracheal und paratracheal, eingeschlossen prälaryngeale und Delphi-Lymphknoten) Robbins KT, Median JE, Wolfe GT, Levin PA, Sessions B, Pruet CW (1991) Standardizing neck dissection terminology. Official report of the academy's committee for head and neck surgery and oncology. Arch Otolaryngol Head Neck Surg 117: 601-605.
N1b	Metastasen in anderen unilateralen, bilateralen oder kontralateralen zervikalen oder oberen mediastinalen Lmyphknoten

▶ M – Fernmetastasen

MX	Fernmetastasen können nicht beurteilt werden
M0	Keine Fernmetastasen
M1	Fernmetastasen

pTNM: Pathologische Klassifikation

Die pT-, pN- und pM-Kategorien entsprechen den T-, N-, und M-Kategorien.

pN0 Selektive Neck-Dissektion und histologische Untersuchung üblicherweise von 6 oder mehr Lymphknoten

Wenn die untersuchten Lymphknoten tumorfrei sind, aber die Zahl der üblicherweise untersuchten Lymphknoten nicht erreicht wird, soll pN0 klassifiziert werden.

Histopathologische Typen

Die 4 wichtigen histopathologischen Typen sind:

- Papilläres Karzinom (eingeschlossen das Karzinom mit follikulären Herden).
- Folliküläres Karzinom (eingeschlossen das sog. Hürthle-Zellkarzinom).
- Medulläres Karzinom
- Undifferenziertes (anaplastisches) Karzinom

Stadiengruppierung

Für papilläre und follikuläre, medulläre und undifferenzierte Karzinome werden unterschiedliche Stadiengruppierungen empfohlen:

Papillär oder follikulär – unter 45 Jahre			
Stadium I	Jedes T	Jedes N	M0
Stadium II	Jedes T	Jedes N	M1
Stadium III	-	-	-
Stadium IV	-	-	-
Papillär und follikulär – 45 Jahre und mehr – und medullär			
Stadium I	T1	N0	M0
Stadium II	T2	N0	M0
Stadium III	T3	N0	M0
Stadium IVA	T1,T2,T3	N1a	M0
	T1,T2,T3	N1b	M0
	T4a	N0,N1	M0
Stadium IVB	T4b	Jedes N	M0
Stadium IVC	Jedes T	Jedes N	M1
Undifferenziert (alle Fälle außer Stadium IV)			
Stadium IVA	T4a	Jedes N	M0
Stadium IVB	T4b	Jedes N	M0
Stadium IVC	Jedes T	Jedes N	M1

▶ Kurzfassung

Papillär, follikulär und medullär	
T1	<2 cm, begrenzt auf Schilddrüse
T2	>2-4 cm, begrenzt auf Schilddrüse
T3	>4 cm oder minimale Ausbreitung jenseits der Schilddrüse
T4a	Subkutangewebe Larynx, Trachea, Ösophagus, N. recurrens
T4b	Prävertebrale Faszie, mediastinale Gefäße, A. carotis
Undifferenziert/anaplastisch	
T4a	begrenzt auf Schilddrüse
T4b	Ausbreitung jenseits der Schilddrüsenkapsel
Alle Typen	
N1a	Level VI
N1b	Andere regionäre

Literatur

1. Bloom AD, Adler LP et al. Determination of malignancy of thyroid nodules with positron emission tomography. Surgery 1993; 114: 728-35.

2. Börner W, Lautsch M et al. Die diagnostische Bedeutung des "kalten Knotens" im Schilddrüsenszintigramm. Med Welt 1965; 17: 892-7.

3. Carmeci C, Brooke Jeffrey R et al. Ultrasound-guided fine-needle aspiration biopsy of thyroid masses. Thyroid 1998; 8: 283-289.

4. Cavalieri RR. Nuclear imaging in the management of thyroid carcinoma. Thyroid 1996; 6: 485-92.

5. Dietlein M, Dressler J et al. Leitlinien zur Schilddrüsendiagnostik. Nuklearmedizin 1999; 38: 215-8.

6. Dietlein M, Dressler J et al. Leitlinie zur Radioiodtherapie (RIT) beim differenzierten Schilddrüsenkarzinom. Nuklearmedizin 1999; 38: 221-222.

7. Feldkamp J. Kalzitoninscreening bei nodöser Struma – Studienübersicht. In: Medulläres Schilddrüsenkarzinom, J. Feldkamp, W.A. Scherbaum, M. Schott (Hrsg.) de Gruyter Berlin – New York 2002: 65-73.

8. García-Mayor RV, Pérez-Mendez LF et al. Fine-needle aspiration biopsy of thyroid nodules: Impact on clinical practice. J Endocrinol Invest 1997; 20: 482-87.

9. Grünwald F, Kaelicke T et al. Fluorine-fluorodeoxyglucose positron emission tomography in thyroid cancer: Results of a multicenter study. Eur J Nucl Med 1999; 26: 1547-52.

10. Hegedues L, Karstrup. Ultrasonography in the evaluation of cold thyroid nodules. Eur J Endocrinol 1998; 138: 30-31.

11. Hocevar M, Auersperg M et al. Role of thyroglobulin in the pre-operative evaluation of follicular thyroid tumours. Eur J Surg Oncol 1998; 24: 553-7.

12. Hölzer S, Fremgen AM et al. Evaluation the implications of clinical practice guidelines for patient care. Amer J Med Qual 2001; 16:9-16.

13. Informationszentrum für Standards in der Onkologie. Interdisziplinäre Leitlinie der Deutschen Krebsgesellschaft und der Deutschen Gesellschaft für Chirurgie – Maligne Schilddrüsentumoren. Kurzgefasste interdisziplinäre Leitlinien, B2, 2000 92ff.

14. Klemenz B, Wieler H, Kaiser HP. Value of color – coded doppler sonography in the differential diagnosis of thyroid nodules. Nuklearmedizin 1997; 36: 245-9.

15. Kresnick E, Gallowitsch HJ et al. Technetium-99m-MIBI-scintigraphy of thyroid nodules in an endemic goitre area. J Nucl Med 1997; 38: 62-65.

16. Lind P, Gallowitsch HJ et al. Technetium-99m-Tetrofosmin-whole body scintigraphy in the follow-up of differentiated thyroid carcinoma. J Nucl Med 1997; 38: 348-352.

17. Oyen WJG, Verhagen C et al. Follow-up regimen of differentiated thyroid carcinoma in thyroidectomized patients after thyroid hormone withdrawal. J Nucl Med 2000; 41: 643-646.

18. Patton JA, Hollifield JW et al. Differentiation between malignant and benign solitary thyroid nodules by fluorescent thyroid scanning. J Nucl Med 1976; 17: 17-21.

19. Rago T, Vitti P et al. Role of conventional ultrasonography and colourflow-doppler-sonography in predicting malignancy in "cold" thyroid nodules. Eur J Endocrinol 1998; 138: 41-46.

20. Raue F. Routine calcitonin determination in thyroid nodules – an effective approach? Exp Clin Endocrinol Diabetes 1998; 106: 289-91.

21. Reiners Chr, Hänscheid H et al. X-ray fluorescence analysis (XFA) of thyroidal iodine contact (TIC) with an improved measuring system. Exp Clin Endocrinol Diabetes 1997; 106: 531-33.

22. Reiners Chr. Die Diagnose des Schilddrüsenkarzinoms. Der Nuklearmediziner 2001; 24: 149-154.

23. Reinwein D, Benker G et al. Erstsymptome bei Schilddrüsenmalignomen: Einfluß von Alter und Geschlecht in einem Iodmangelgebiet. Dtsch Med Wschr 1989; 114: 775-182.

24. Sisson JW. Selection of the optimal scanning agent for thyroid cancer. Thyroid 1997; 7: 295-302.

25. International Union Against Cancer (UICC): Classification of malignant tumors. 5th edin. Hermanek P, Sobin LH (eds.) Springer, Berlin – Heidelberg – New York 1997.

26. International Union Against Cancer (UICC): Classification of malignant tumors. 6th edin. Sobin LH, Wittekind CH (eds.) Wiley-Liss New York 2002.

27. Vierhapper H, Raber W, Bieglmayer C et al. Routine measurement of plasma calcitonin in nodular thyroid diseases. J Clin Endocrinol Metab 1997; 82: 1589-1593.

28. Wiedemann W, Reiners Chr. Die Differentialdiagnose des echoarmen Knotens der Schilddrüse. Dtsch Med Wschr 1982; 51: 1972-75.

Das differenzierte Schilddrüsenkarzinom

2. Das differenzierte Schilddrüsenkarzinom

2.1. Operatives Vorgehen

2.1.1. Einleitung

Differenzierte Karzinome der Schilddrüse stellen 80–90 % aller bösartigen Neubildungen der Schilddrüse dar [10], die sich nach ihrem histologischen Erscheinungsbild in papilläre und follikuläre Karzinome einteilen lassen. Die papillären Schilddrüsenkarzinome (PTC), die in Gebieten mit ausreichendem Iodangebot bis über 80 % der differenzierten Schilddrüsenkarzinome ausmachen können [16], lassen sich weiter unterteilen in gekapselt, grob invasiv oder multifokal wachsende Tumoren. Eine besondere Rolle nehmen hierbei die papillären Schilddrüsenkarzinome mit einem Durchmesser <1 cm (sog. Mikrokarzinome; $pT_1N_0M_0$) ein. Diese, häufig als histologische Zufallsbefunde nach Schilddrüsenoperationen entdeckten Karzinome unterscheiden sich auf Grund ihrer guten Prognose hinsichtlich ihres therapeutisch operativen Vorgehens von den übrigen papillären und follikulären Schilddrüsenkarzinomen und werden daher getrennt von diesen aufgeführt (Kap. 2.1.3.). Follikuläre Schilddrüsenkarzinome (FTC) imponieren klinisch häufig als solide, bindegewebig gekapselte Tumoren, die sich nach dem TNM-Stadium und anhand der Gefäß- und Kapseleinbrüche weiter in hoch-, mittel- und wenig differenzierte Tumoren unterteilen lassen. Während papilläre Schilddrüsenkarzinome (PTC) überwiegend lymphogen metastasieren, zeigen follikuläre Schilddrüsenkarzinome v.a. eine hämatogene Ausbreitung.

2.1.1.1. Primäreingriffe

Die Indikation zum Primäreingriff (siehe auch Abb. 2.1) bei papillären und follikulären Schilddrüsenkarzinomen wird in ~50 % der Fälle wegen eines verdächtigen Schilddrüsenknotens und in ~27 % der Fälle wegen des bereits in einem Lymphknoten oder einer Fernmetastase gesicherten differenzierten Schilddrüsenkarzinoms gestellt. In ~23 % der Fälle handelt es sich jedoch um einen Zufallsbefund [4]. Regeleingriff nach gesicherter Diagnosestellung ist bei papillären und follikulären Schilddrüsenkarzinomen die vollständige Thyreoidektomie mit Entfernung der angrenzenden Lymphknoten beider medialer Kompartimente [1a und 1b] (siehe auch Abb. 2.1) unter eindeutiger Identifizierung und Schonung beider Stimmbandnerven (Nn. laryngei recurrentes) und Erhaltung mindestens einer Nebenschilddrüse [10, 14]. Finden sich palpatorisch oder sonographisch verdächtige Lymphknoten im Bereich der lateralen Kompartimente [2 und 3] (siehe auch Abb. 2.1) sollte tumorseitig und ggf. auch kontralateral eine zusätzliche laterale Lymphknotendissektion durchgeführt werden [10, 15]. Ausgenommen von der Notwendigkeit einer totalen Thyreoidektomie mit Lymphknotendissektion ist lediglich das Mikrokarzinom im Tumorstadium $pT_1N_0M_0$ (siehe auch Kap. 2.1.3.).

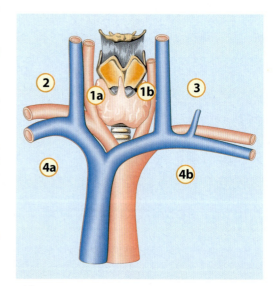

Abb. 2.1: Kompartimenteinteilung der zervikomediastinalen Lymphknoten (zervikozentrale Kompartimente: 1a rechts und 1b links; zervikolaterale Kompartimente: 2 rechts und 3 links und mediastinale Kompartimente: 4a rechts und 4b links)

■ Operativer Zugang

Die Lagerung und Exploration bei einem Schilddrüsenkarzinom erfolgt – wie bei Strumaeingriffen, HPT-Operationen und anderen Operationen am Hals – in halbsitzender Position des Patienten mit weitestmöglich rekliniertem Kopf. Die Standardschnittführung verläuft bogenförmig zweifingerbreit über dem Jugulum (sog. Kocher-Kragenschnitt), die im Falle einer lateralen Halslymphknotendissektion entlang des Vorderrandes des M. sternocleidomastoideus nach kranial verlängert werden kann. Aus kosmetischen Gründen kann diese Inzision auch in einer bereits vorbestehenden Hautfalte oder zumindest parallel zu dieser angelegt werden.

Nach Durchtrennung des Platysma wird der Hautplatysmalappen nach oben präpariert, wodurch sich eine klare Exposition der oberflächlichen Halsvenen und der geraden Halsmuskulatur ergibt. Die gerade Halsmuskulatur wird nun längsmedian gespalten, kann aber im Falle sehr großer und/oder unzugänglicher Strumen zusätzlich quer durchtrennt werden. Nach Längsinzision der infrahyoidalen Muskulatur in der sog. "Linea alba colli" wird die äußere Kapsel der Schilddrüse (Capsula fibrosa) stumpf von der geraden Halsmuskulatur befreit. Im weiteren Verlauf kann die so mobilisierte, längsinzidierte infrahyoidale Muskulatur durch Langenbeck-Haken gut retrahiert werden, wodurch ein übersichtlicher Situs für die weitere Präparation der Schilddrüse entsteht. Im Falle einer zusätzlich lateralen Halslymphknotendissektion kann - nach Erweiterung des Schnittes - der M. sternocleidomastoideus mit einem starken Zügel angeschlungen und so ebenfalls nach oben gehalten werden. Nach Exposition der Schilddrüsenkapsel erfolgt die Thyreoidektomie, wobei die Schilddrüse möglichst en bloc reseziert werden sollte. Nach der Darstellung des oberen Schilddrüsenpols von lateral und medial erfolgt – möglichst in mehreren Schritten – die Ligatur der A. thyreoidea superior nahe der Schilddrüsenkapsel um eine Verletzung des N. laryngeus superior oder der Kehlkopfmuskel zu verhindern. Zusätzlich kann auf diese Weise das obere Epithelkörperchen sicher dargestellt und von der Schilddrüse abpräpariert werden. Nun kann der gesamte Schilddrüsenlappen parallel zur Trachea leicht nach oben luxiert werden. Die Identifikation des N. laryngeus recurrens erfolgt vom Unterrand des unteren Schilddrüsenpols aus nach kranial. Als zuverlässiges Hilfsmittel zur eindeutigen Identifikation des N. laryngeus recurrens bietet sich das intraoperative Neuromonitoring an [7, 12, 13]. Dabei wird der Nerv elektrisch stimuliert und die daraus resultierenden evozierten Muskelaktionen am Zielmuskel durch Aufzeichnung des Muskelaktionspotentials beobachtet. Bereits 1969 wurde durch Flisberg et al. [2] der Einsatz des intraoperativen Neuromonitorings im Bereich der Schilddrüsenchirurgie beschrieben. Seither sind verschiedene Verfahren entwickelt worden, um eine Ableitung von Aktionspotentialen des M. vocalis durch Oberflächenelektroden zu erreichen, die am Narkosetubus befestigt sind [8, 9]. Eine andere Möglichkeit ist durch das Einstechen von Ableitungselektroden entweder translaryngeal oder von außen durch den Kehlkopf gegeben [7, 11, 12, 13].

Auf diese Weise kann der N. laryngeus recurrens unter elektrophysiologischer Kontrolle bis zur Einmündung in den Kehlkopf in über 99 % der Fälle sicher identifiziert und dargestellt werden [6] und so die Schilddrüse nach Versorgung der A. thyroidea inferior von kaudal nach kranial fortschreitend von der Trachea abpräpariert werden. Liegt die Trachea bis über den Schilddrüsenisthmus frei, wird die Gegenseite in gleicher Weise präpariert.

Kann eine Schonung der Nebenschilddrüsen bzw. ein Belassen in situ nicht sicher gestellt werden, sollte das jeweilige Epithelkörperchen zunächst in 4 °C kalter isotonischer Kochsalzlösung gelagert oder sofort – in kleine ca. 1mm x 1mm x 1mm große Würfel geschnitten – in den M. sternocleidomastoideus retransplantiert werden.

■ Mediale Halslymphknotendissektion

Für die Resektion des medialen Halslymphknotenkompartimentes nach erfolgter Thyreoidektomie muss der Kocher-Kragenschnitt nicht zusätzlich erweitert werden. Als anatomische Grenzen für die mediale Halslymphknotendissektion können kranial das Zungenbein, lateral die Gefäß-Nerven-Scheide und dorsal die Fascia cervicalis profunda angesehen werden (s. Abb. 2.2a+b) [1].

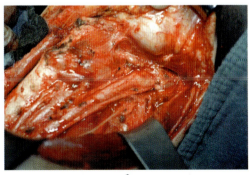

a

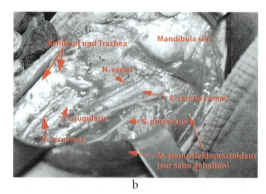

Abb. 2.2a+b: Operationssitus nach zentraler (Kompartiment 1b) und lateraler (Kompartiment 3) Lymphknotendissektion der linken Halsseite. In Abb. 2.2b sind die wichtigen anatomischen Strukturen bezeichnet.

▪ Laterale Halslymphknotendissektion

Neben der medialen Ausräumung der Halslymphknoten sollte im Falle eines positiven Lymphknotenbefundes nahe der Schilddrüse, eines klinischen Verdachts auf laterale Lymphknotenmetastasen sowie – nach Meinung einiger Autoren – bei allen Patienten mit einem großen Primärtumor (TNM Stadium $pT_{3-4}N_xM_x$) die zusätzliche Ausräumung der lateralen Halslymphknotenkompartimente [2, 3] als eingeschränkte radikale "neck dissection" erfolgen. Einzelne Arbeitsgruppen verzichten jedoch v.a. bei jungen Patienten auf eine prophylaktische laterale Lymphadenektomie, da laterale Rezidive ohne erhöhte Morbidität entfernt werden könnten, womit einer Mehrzahl von Patienten eine "Übertherapie" erspart bleiben würde [3]. Eine radikale "neck dissection" mit Resektion des M. sternocleidomastoideus und der V. jugularis interna ist bei Schilddrüsenmalignomen selten indiziert [1]. Nach Hockeyschläger-artiger Verlängerung des Kocher-Kragenschnitts im Bereich des Vorderrand des M. sternocleidomastoideus in Richtung des Kiefergelenkes kann der M. sternocleidomastoideus nach lateral verlagert und mittels eines Langenbeck-Hakens oder eines kräftigen Zügels nach lateraldorsal gezogen werden. Nach Durchtrennung des M. omohyoideus können die A. carotis communis, die V. jugularis interna und der N. vagus dargestellt und mit farbigen Zügeln angeschlungen werden. Nach kranial lassen sich zusätzlich der N. hypoglossus und der N. accessorius freipräparieren. Danach kann das gesamte Lymph- und Fettgewebe des Halses mobilisiert und nach kaudal en bloc entfernt werden. In besonderen Einzelfällen – v.a. bei sehr aggressiv wachsenden Tumoren – ist neben der o.g. Darstellung auch die Präparation der Fasern von C3 - C7 einschließlich des Plexus brachialis notwendig (s. Abb. 2.3a+b Kap. 3.1.). Nach kaudal kann als untere Begrenzungslinie die V. subclavia bzw. der Venenwinkel (Zusammenfluss von V. jugularis interna und V. subclavia) angesehen werden.

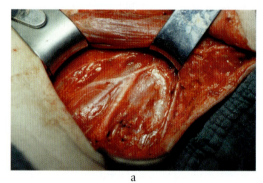

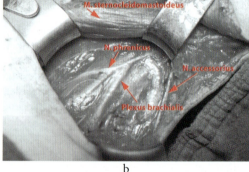

Abb. 2.3a+b: Operationssitus nach der lateralen Lymphknotendissektion links (Kompartiment 3). Der M. sternocleidomastoideus ist hier nach medial verlagert und gibt den Blick auf die lateralen Anteile des Kompartimentes 3 frei.

In Abb. 2.3b sind wiederum die wichtigen anatomischen Strukturen aufgeführt.

▪ Mediastinale Lymphknotendissektion

Die mediastinale Lymphknotendissektion erfolgt über eine komplette Sternotomie. Die Grenzen der vorderen mediastinalen Lymphadenektomie reichen lateral bis an die Pleura mediastinalis, kaudodorsal bis an die V. cava bzw. den Herzbeutel und kranial bis an das Jugulum. Die Grenzen der hinteren Lymphknotendissektion im oberen Mediastinum reichen kaudal bis zu den Lungenhili, wobei die hilären, tracheobronchialen, subkranialen, paratrachealen und paraösophagealen Lymphknotenstationen unter Schonung der Nn. phrenici und der großen Gefäße ausgeräumt werden [1].

2.1.1.2. Erweitertes Vorgehen bei infiltrativem Tumorwachstum

In seltenen Fällen kann bei differenzierten papillären und follikulären Schilddrüsenkarzinomen eine Infiltration von Trachea und Ösophagus vorliegen. In diesen Fällen erscheint in Abhängigkeit des Befundes, weiterer Begleiterkrankungen und des Alters der Patienten entweder eine palliative Tumorentfernung mit nachfolgender Radioiodtherapie und perkutaner Bestrahlung, oder die en bloc Resektion mit Teilen der Trachea und des Ösophagus sowie nachfolgender chirurgischer Rekonstruktion (zirkuläre Tracheal- bzw. Ösophagusresektion mit End-zu-End-Anastomose; Ösophagusresektion mit Magenhochzug oder freiem Dünndarmtransplantat) sinnvoll.

2.1.1.3. Komplikationen

Die chirurgische Therapie der differenzierten Schilddrüsenkarzinome sollte in erster Linie die Lebensqualität der Patienten erhalten bzw. verbessern. Unter diesem Gesichtspunkt gilt es, die Rate der Komplikationen so gering wie möglich zu halten. Neben den "allgemeinen" chirurgischen Komplikationen wie Hämatom- und Serombildung (3-5 %), Nachblutung (~1 %) oder Wundheilungsstörungen, wie sie bei allen chirurgischen Eingriffen auftreten können, zählen zu den spezifischen Komplikationen nach chirurgischer Therapie von Schilddrüsenkarzinomen v.a. die Rekurrensparesen und die Störungen der Nebenschilddrüsenfunktion. So muss, unabhängig von der Tumorausdehnung, mit einer einseitigen Rekurrensparese in 1-10 % der Fälle und mit einem postoperativen Hypoparathyreoidismus in 1-30 % der Fälle gerechnet werden [5]. Seltene Komplikationen (< 1 %) sind in Abhängigkeit vom Tumorstadium und der Ausdehnung der Lymphknotenmetastasierung die Verletzungen des N. phrenicus mit Zwerchfellhochstand, des N. accessorius, des Plexus cervicalis und des Ductus thoracicus mit nachfolgender Chylusfistel [4, 5].

Während die einseitige Rekurrensparese gut durch eine logopädische Behandlung therapiert werden kann, ist bei einer beidseitigen Rekurrensparese die primäre Anlage eines Tracheostomas indiziert. Ein postoperativer Hypoparathyreoidismus sollte ausreichend mit Kalzium und Vitamin-D-Metaboliten behandelt werden (s. Kap. 2.5.3.). Chylusfisteln nach lateraler Halslymphknotendissektion können bei geringer Fistelsekretion zunächst konservativ behandelt werden, bei anhaltender oder hoher Fistelsekretion frühzeitig reseziert werden. Ein- bzw. beidseitige Phrenikusparesen mit nachfolgender Ateminsuffizienz erfordern ebenfalls eine intensive krankengymnastische Therapie, in Extremfällen lässt sich durch die Anlage eines Tracheostomas eine bessere Oxygenierung durch die Verringerung des Totraumvolumens erzielen.

2.1.1.4. Rezidiveingriffe

Lokoregionale Rezidive differenzierter Schilddrüsenkarzinome können in Abhängigkeit des TNM-Stadiums nach reiner Thyreoidektomie ohne laterale Lymphknotendissektion in bis zu 50 % der Fälle auftreten [5]. Das operative Vorgehen ist bei diesen lokoregionalen Rezidiven dasselbe wie bei Primäreingriffen (siehe auch Kap. 2.1.1.1.), wobei besonders auf den Erhalt der oberen Nebenschilddrüsen und auf eine frühzeitige Identifikation des N. laryngeus recurrens geachtet werden sollte.

■ Komplikationen

Prinzipiell treten nach Rezidiveingriffen von differenzierten Schilddrüsenkarzinomen die gleichen Komplikationen wie nach Primäreingriffen auf (siehe auch Kap. 2.1.1.3.), wobei die Inzidenz von Rekurrensparesen, Hypoparathyreoidismus und anderen Störungen keine signifikanten Unterschiede zwischen Primär- und Rezidivoperation zeigt [4].

2.1.2. Mikrokarzinome

Neben der Standardtherapie der Thyreoidektomie mit Lymphknotendissektion für das papilläre und follikuläre Schilddrüsenkarzinom haben sich v.a. für das sog. Mikrokarzinom (gut differenzierte papilläre Schilddrüsenkarzinome $pT_1N_0M_0$ mit einem Durchmesser <1 cm) ein eingeschränktes operatives Vorgehen mit Hemithyreoidektomie der betroffenen Seite und der Verzicht auf eine Reoperation nach subtotaler beidseitiger Resektion –

wenn das Karzinom zweifelsfrei und vollständig entfernt ist – durchgesetzt [5, 15]. Hier wird die Hemithyreoidektomie bzw. die subtotale Thyreoidektomie auf Grund der exzellenten Prognose dieser Tumoren als ausreichend angesehen [10]. Sollten Hinweise auf eine Multifokalität, Tumorreste oder Lymphknotenmetastasen vorliegen, so ist eine Thyreoidektomie mit zentraler Lymphknotendissektion im Rahmen eines Zweiteingriffs frühestens nach sechs Wochen nachzuholen.

In wie weit dieses Vorgehen auch auf gekapselte follikuläre Karzinome ausgeweitet werden kann, ist zur Zeit noch fraglich, da eine mögliche hämatogene Metastasierung dieser Schilddrüsenkarzinome nur nach radikaler Thyreoidektomie und Radioiod-Ganzkörperscan sicher ausgeschlossen werden können [5].

2.1.3. Metastasenchirurgie

Metastasen von differenzierten papillären und follikulären Schilddrüsenkarzinomen können prinzipiell als multiple oder isolierte Organmetastasen auftreten, wobei kurative von palliativen chirurgischen Ansätzen zu unterscheiden sind (5). Bei singulären Fernmetastasen in Knochen, Lunge oder Leber ist die vollständige operative Entfernung anzustreben.

Die Voraussetzungen für eine kurative Resektion von Lungenmetastasen sind: der typische Befund einzelner, grob nodulärer Metastasen, das Fehlen einer anderen effektiven Therapie, die komplette Resektabilität der Metastasen sowie die lokale Kontrolle des Primärtumors. Ferner dürfen keine extrapulmonalen Metastasen vorliegen, es muss postoperativ eine ausreichende Lungenfunktion gewährleistet und das Operationsrisiko vertretbar sein.

Daneben bestehen auch Indikationen zur palliativen Resektion von Lungenmetastasen. Hier ist die wichtigste Zielsetzung eine Verbesserung der Lebensqualität oder die Beseitigung von Komplikationen. Vornehmlich werden die Indikationen zur Beseitigung von Komplikationen bei Blutungen, Stenosen im Bronchialbaum, Retentionspneumonien oder Atelektasen gestellt.

Die Entfernung der Metastasen erfolgt stets parenchymsparend. Standard ist die Entfernung über atypische Keilresektionen. Bei großen Metastasen kann auch die Entfernung eines ganzen Lungenlappens erforderlich sein. Eine Pneumonektomie wegen Metastasen wird selten durchgeführt und sollte insbesondere der Metastasenchirurgie bei Komplikationen aus vitaler Indikation vorbehalten sein.

Eine kurative Zielsetzung bei der chirurgischen Behandlung von Knochenmetastasen bleibt sicherlich die Ausnahme. Ziel der Behandlung ist die Erhaltung der funktionellen Einheit und die Prävention einer pathologischen Fraktur. Zur Beurteilung des Risikos einer pathologischen Fraktur eignet sich der Score nach Mirels (Tab. 2.1).

Risikofaktor: Lokalisation	obere Extremität	1
	untere Extremität	2
	peritrochantär	3
Risikofaktor: Läsionstyp	blastisch	1
	gemischt	2
	lytisch	3
Risikofaktor: Schmerzen	mild	1
	moderat	2
	funktional	3
Risikofaktor: Größe	< 1/3	1
	1/3 – 2/3	2
	> 2/3	3

Tab. 2.1: Risikoscore für Knochenmetastasen nach Mirels (11).
Ergibt sich eine Summe von 7 oder weniger (Frakturrisiko 5 %) ist ein konservatives Vorgehen angezeigt, liegt die Summe bei oder über 9 (Frakturrisiko > 33 %) ist ein chirurgisches Vorgehen angezeigt.

Literatur

1. Buhr HJ, Mann B. Thyreoidektomie und Lymphadenektomie. Chirurg 1999; 70: 987-998.

2. Flisberg K, Lindholm T. Electric stimulation of the human recurrent laryngeal nerve during thyroid operation. Acta Otolaryng (Suppl) 1969; 263: 63-67.

3. Gemsenjäger E, Heitz PU, Martina B, Schweitzer I. Differenziertes Schilddrüsenkarzinom. Chirurg 2002; 73: 38-45.

4. Goretzki PE, Dotzenrath C, Witte J, Schulte KM, Simon D, Röher HD. Struma maligna. Onkologe 1999; 5: 104-114.

5. Goretzki P, Dotzenrath C. Differenzierte Schilddrüsenkarzinome. In: Siewert JR, Harder F, Rothmund M (Hrsg): Praxis der Viszeralchirurgie – Endokrine Chirurgie. Springer Verlag Berlin Heidelberg 2000: 148 – 158.

6. Hamelmann WH, Meyer Th, Timm S, Timmermann W. Kritische Beurteilung und Fehlermöglichkeiten des intraoperativen Neuromonitoring (IONM) bei Operationen an der Schilddrüse. Zentralbl Chir 2002; 127: 109-413.

7. Jonas J, Bähr R. Die intraoperative elektrophysiologische Identifikation des Nervus laryngeus recurrens. Chirurg 2000; 71: 534-538.

8. Lamadé W, Meyding-Lamadé U, Hund E, Senninger N, Herfarth C. Transtracheales Monitoring des Nervus laryngeus recurrens. Chirurg 1997; 68: 193-195.

9. Lamadé W, Meyding-Lamadé U, Buchold C, Brauer M, Brandner R, Uttenweiler V, Motsch J, Klar E, Herfarth C. Erstes kontinuierliches Nerven-Monitoring in der Schilddrüsenchirurgie. Chirurg 2000; 71: 551-557.

10. Mann K. Diagnostik und Therapie differenzierter Schilddrüsenkarzinome. Internist 2002; 43: 174-185.

11. Mirels H (1989): Metastatic disease in long bones. A proposed scoring system for diagnosing impending pathologic fractures. Clin Orthop 249: 256-264

12. Neumann HJ. Intraoperatives neurophysiologisches Monitoring (IONM) des Nervus recurrens und Mikrodissektion. Laryngo-Rhino-Otol 2000; 79: 290-296.

13. Neumann HJ, Hamelmann WH, Timmermann W. Intraoperatives neurophysiologisches Monitoring des Nervus recurrens. Dt Ärzteblatt 2001; 98: 1129-1133.

14. Schlumberger MJ. Papillary and follicular thyroid carcinoma. N. Engl J Med 1998; 338: 297-306

15. Timmermann W, Hamelmann W, Thiede A. Operationen am Hals. Zentralbl Chir 1999; 124: W43-61.

16. Witte J, Goretzki PE., Röher HD. Chirurgie der differenzierten Schilddrüsenkarzinome. Onkologe 1997; 3: 22-27.

2.2. Radioiodbehandlung des Schilddrüsenkarzinoms

2.2.1. Einführung

In Europa werden Patienten mit papillärem oder follikulärem Schilddrüsenkarzinom in der Regel einer postoperativen Radioiodtherapie (RIT) zugeführt. Dieses generelle Vorgehen ist in den USA nicht so verbreitet [1-5]. Kontrollierte, randomisierte Studien zum Erfolg der Radioiodtherapie nach den Kriterien der "Evidence Based Medicine" (EBM) mit hoher Evidenz sind nicht vorhanden, vielmehr handelt es sich bei den vorliegenden Studien um eine Evidenzqualität der Kategorie II-2. Die darauf beruhenden Empfehlungen für die diagnostische und therapeutische Intervention basieren jedoch auf Kohorten- oder Fall-Kontrollstudien mit einem so hohen Aussagewert, dass Studien nach strengen EBM-Kriterien als ethisch nicht mehr vertretbar erscheinen [6, 7].

Die allgemeine Strategie zur Behandlung des differenzierten Schilddrüsenkarzinoms ist im folgenden Ablaufschema dargestellt (Abb. 2.4).

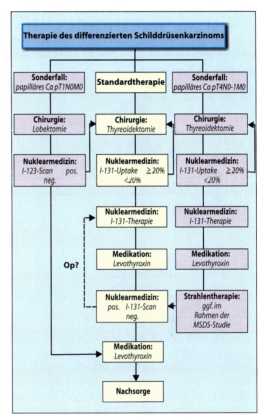

Abb. 2.4: Ablaufschema der Radioiodtherapie des differenzierten Schilddrüsenkarzinoms.

Die Fähigkeit zur Speicherung von Radioiod wird im Wesentlichen durch die Expression des Na/I-Symporters bestimmt [8], die im Verlauf der Erkrankung vermutlich zusammen mit dem Differenzierungsgrad der Tumorzellen abnimmt. Daher ist eine frühzeitige Therapie mit hohen Aktivitäten von I-131 zur Erzielung einer maximalen Radioiodaufnahme anzustreben. Es wurde gezeigt, dass mit Radioiod die größte Effizienz in der Ablation von Schilddrüsenrestgewebe und von kleinen oder disseminierten pulmonalen Metastasen erzielt werden kann, während Knochenmetastasen weniger gut ansprechen.

Die kurz reichende Betastrahlung des I-131 (max. 2 mm in Gewebe) verursacht in der Größenordnung von einigen Gigabecquerel eine meist symptomlose Strahlenthyreoiditis, die Apoptose und Nekrose von Thyreozyten und Tumorzellen zur Folge hat. Dieser Prozess dauert insgesamt 1-3 Monate.

Die Applikation von Radioiod erfolgt in der Regel systemisch mit I-131 als Natrium-Iodid. Sie wird einerseits in adjuvanter Zielsetzung zur Ablation von postoperativ verbliebenem Schilddrüsenrestgewebe durchgeführt (Abb. 2.5a+b).

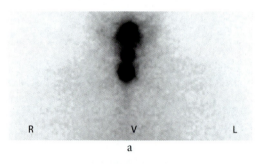

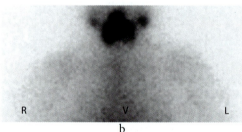

Abb. 2.5a+b: Radioioduptake im Restschilddrüsengewebe a) vor und b) nach ablativer Therapie.

Lokalrezidive, Lymphknoten- und Fernmetastasen sowie inoperable und nicht vollständig entfernbare Tumoren werden andererseits sowohl in kurativer als auch in palliativer Zielsetzung behandelt (Abb. 2.6).

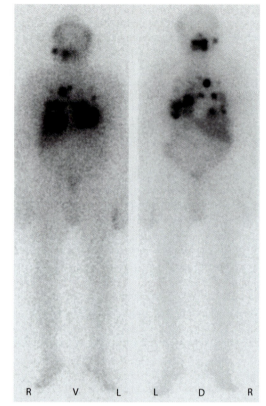

Abb. 2.6: Radioioduptake im Posttherapiescan bei Lungenmetastasen unter kurativer/palliativer Therapie 7 Tage nach Gabe von 7 GBq I-131.

2.2.2. Indikationen

Die Leitlinie der Deutschen Gesellschaft für Nuklearmedizin für die RIT [9] wurde abgestimmt mit den Leitlinien der Deutschen Krebsgesellschaft und sieht folgende Indikationen und Kontraindikationen für die Durchführung einer RIT vor:

- Ablation von postoperativ verbliebenem Restschilddrüsengewebe nach totaler oder fast totaler Thyreoidektomie
- Lokalrezidive und lokoregionäre Lymphknotenmetastasen
- Fernmetastasen
- inoperable und nicht vollständig operable Tumormassen

Voraussetzung für die Durchführbarkeit einer Radioiodtherapie bei Metastasen und Rezidiven ist die Speicherfähigkeit des Tumorgewebes. Die Ergebnisse der RIT fallen um so besser aus, je geringer die verbliebene Tumormasse ist. Daraus ergibt sich, dass die primäre Therapieoption die möglichst vollständige chirurgische Entfernung oder Verkleinerung des Tumors ist.

Beim papillären Karzinom mit einem Durchmesser ≤ 1,0 cm (dem sog. Mikrokarzinom) wird keine RIT durchgeführt, sondern es genügt in der Regel eine eingeschränkt radikale Operation [10]. Nach der aktuellen UICC-Klassifikation wird diese Grenze auf 2 cm angehoben (vgl. Kap. 1.4.); es ist derzeit offen, ob diese neue Definition therapeutisch relevant ist. Von den parafollikulären C-Zellen ausgehende Schilddrüsenkarzinome speichern kein Radioiod und sind deswegen dieser Therapieform nicht zugänglich. Onkozytär differenzierte Schilddrüsenkarzinome stellen eine Sonderform der papillären und follikulären Schilddrüsenmalignome dar. Bei vollständig aus Onkozyten aufgebauten Schilddrüsenkarzinomen muss davon ausgegangen werden, dass die Radioiodtherapie ebenfalls nicht wirksam ist [9]. In der Gravidität und während der Stillperiode liegt eine Kontraindikation für die RIT vor. Notfalls müsste abgestillt werden, um eine RIT durchführen zu können. Bei Kindern und Jugendlichen mit in dieser Altersgruppe nicht selten pulmonal metastasierenden papillären Schilddrüsenkarzinomen ist die Radioiodtherapie indiziert (vgl. Kap. 5.2.).

Durch die adjuvante Ablation von Restschilddrüsengewebe werden optimale Voraussetzungen für die Nachsorgediagnostik mit Radioiod und Thyreoglobulin (Tg) geschaffen. Fernmetastasen sind häufig erst nach erfolgreicher Ablation des Restschilddrüsengewebes wegen ihres dann günstigeren Radioioduptakes szintigraphisch nachweisbar [11].

Bei Fernmetastasen wird entweder kurativ oder palliativ eine günstige Beeinflussung der Tumorreste, Rezidive, Lymphknoten- und Fernmetastasen erreicht.

2.2.3. Durchführung

 Vorbereitung

Die Vorbereitung des Patienten besteht in einer möglichst totalen Thyreoidektomie (vgl. Kap. 2.1.) - mit Ausnahme des papillären Mikrokarzinoms) mit einer nachfolgenden histologischen Klassifizierung nach WHO (vgl. Kap. 1.2.) sowie Tumorstaging nach UICC (vgl. Kap. 1.4.). Postoperativ darf keine Schilddrüsenhormonsubstitution eingeleitet werden und keine Applikation von iodhaltigen Medikamenten oder Kontrastmitteln erfolgen, um nach 3-4 Wochen eine Diagnostik (Tab. 2.2) durchführen zu können. Während dieses Zeitraums ist auch die Einhaltung einer iodarmen Diät zu empfehlen.

Anamnese	Iodexposition
klinische Untersuchung	Narbenverhältnisse, Rekurrensparese, Hypoparathyreoidismus
Labor	TSH (>30 mU/l), Tg Diff.-Blutbild, Kalzium, Phosphat, Iodurintest, ggf. Schwangerschaftstest
Halssonographie	Volumen von Restgewebe, regionale Metastasen
Radioiodtest (10-20 MBq I-131)	Masse des Restgewebes, Reoperation?
Dosisabschätzung	ggf. mittels Marinelli-Formel

Tab. 2.2: Diagnostik bei differenziertem Schilddrüsenkarzinom vor ablativer Radioiodtherapie.

Die optimale Radioiodaufnahme setzt eine ausreichende endogene Stimulation voraus, d.h. der TSH-Spiegel soll größer als 30 mU/l sein [12]. Der Einsatz von rekombinantem humanen TSH zur Vorbereitung der ablativen Therapie und der Therapie von Rezidiven oder Metastasen wird derzeit in Studien untersucht [13]; eine arzneimittelrechtliche Zulassung liegt hierfür noch nicht vor. Die Sonographie des Halsbereichs gibt Auskunft über die Masse des Restschilddrüsengewebes und von evtl. vorhandenen verdächtigen Lymphknoten. Häufig ist es schwierig, im postoperativ ödematös veränderten Gewebe die Restschilddrüse abzugrenzen, so dass eine Volumetrie nicht sehr treffsicher ist. Deshalb dient auch die Messung des Uptakes von I-131 nach 24 Stunden dazu, die Masse des Restgewebes abzuschätzen und zur Frage einer Reoperation Stellung zu nehmen. Dabei wird eine Aktivität von maximal 20 MBq I-131 eingesetzt, damit nicht die Speicherung durch "Stunning" bei nachfolgend zu verabreichenden höheren therapeutischen Aktivitäten behindert wird [14]. Gleichzeitig kann ein I-131-Szintigramm aufgenommen werden. Bei mehr als 20 % Uptake sollte eine Reoperation diskutiert werden. Eine prätherapeutische Dosimetrie mit Bestimmung einer Zieldosis (in Gy) ist nur bei bestimmbarer Tumormasse durchführbar. Deshalb werden für die RIT in der Regel Standardaktivitäten (in Bq) eingesetzt.

Bei der RIT von Lokalrezidiven, Lymphknoten- und Fernmetastasen sowie inoperablen und nicht vollständig entfernbaren Tumoren wird nach Tab. 2.3 verfahren.

Absetzen von Levothyroxin alternativ: rhTSH i.m.	max. TSH-Stimulation nach ca. 4 Wochen max. TSH-Stimulation in 2-3 Tagen
Labor	TSH (>30mU/l), Tg, Diff.-Blutbild, Kalzium, Phosphat, Iodurintest, ggf. Schwangerschaftstest
Halssonographie	Volumen von Restgewebe, regionale Metastasen
Feinnadelpunktion	bei verdächtigem Befund
Ganzkörperscan (ca. 300 MBq I-131)	Restgewebe (cave: Stunning!)
Fakultative Untersuchungsverfahren	Computertomographie, Magnetresonanztomographie Szintigraphie mit Tc-99m-MIBI, Tl-201-Chlorid, oder F-18-FDG-PET bei V.a. Tumorrest, Rezidiv oder Metastasen, Skelettszintigraphie mit Tc-99m-MDP bei V.a. Skelettmetastasen

Tab. 2.3: Diagnostik bei differenziertem Schilddrüsenkarzinom bei kurativer oder palliativer Radioiodtherapie.

Bei Patienten in schlechtem Allgemeinzustand oder mit fortgeschrittener Tumorerkrankung kann im Rahmen von Heilversuchen rhTSH zur exogenen TSH-Stimulation verwendet werden, um den Patienten die unangenehme u.U. gefährliche Hypothyreose nach Levothyroxin-Entzug zu ersparen.

Der Patient muss vor der Therapie über das Behandlungskonzept, die Nebenwirkungen, strahlenhygienische Maßnahmen während der Therapie und die Notwendigkeit einer lebenslangen Nachsorge mit schriftlicher Dokumentation des Einverständnisses aufgeklärt werden. Nach der Therapie wird entsprechend der Leitlinie der DGN über 6-12 Monate Kontrazeption empfohlen. Das übliche Intervall bis zur eventuellen Wiederholung einer Therapie beträgt 4-6 Monate.

■ Applikation, stationärer Aufenthalt

Eine Radioiodtherapie kann wegen der dafür erforderlichen Aktivitätsmenge von I-131 in Deutschland grundsätzlich nur unter stationären Bedingungen durchgeführt werden (Abb. 2.7a+b).

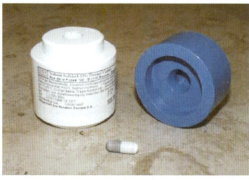

a

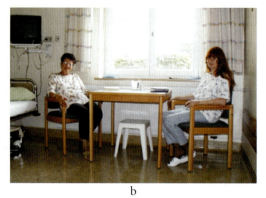

b

Abb. 2.7a+b: a: Radioiodkapsel, b: Patientenzimmer der Therapiestation der Klinik für Nuklearmedizin in Würzburg.

Eine eventuell erfolgende Schilddrüsenhormon-Substitution muss vor der RIT abgesetzt werden

(4 Wochen Karenz von Levothyroxin und 2 Wochen Karenz von Liothyronin).

Die orale Verabreichung des Radioiods in Kapselform erfolgt nach vorheriger 6-stündiger Nahrungskarenz; danach muss der Patient für eine weitere Stunde nüchtern bleiben. Die individuelle Aktivität der Kapsel wird vor der Applikation gemessen. In der Regel wird nur bei Kindern die zu verabreichende Aktivität von I-131 nach Körpergewicht (etwa 50 MBq/kg) bemessen. Bei Erwachsenen verabreicht man zur Ablation des Restschilddrüsengewebes 1-3 GBq I-131 (je nach Radioiodspeicherung des Restes; bei hoher Speicherung wegen der sonst zu erwartenden Nebenwirkungen üblicherweise weniger). In der Regel erfolgt die kurative oder palliative Therapie mit einer Standardaktivität von 5-8 GBq bei Erwachsenen oder aufgrund einer individuellen Aktivitätsabschätzung zur Erzielung einer Herddosis > 300 Gy. Bei Kindern wird die Aktivität üblicherweise mit 0,1 GBq/kg Körpergewicht bemessen.

Intratherapeutisch erfolgt ein- bis zweimal täglich eine Aktivitätsmessung am Patienten zur Dosimetrie. Während der Therapie ist für reichliche Flüssigkeitszufuhr und für ausreichende Stimulation der Speicheldrüsen (saure Bonbons) zu sorgen. Magenschleimhautschutz mildert Übelkeit und Brechreiz, die besonders bei hohen Aktivitäten über 5 GBq auftreten können. Bei entzündlichen Begleitreaktionen im Halsbereich werden Antiphlogistika verabreicht, meistens hilft die Anwendung einer Eiskrawatte recht gut. Wenn zerebrale oder spinale Metastasen vorliegen, die eine lokale Kompressionsgefahr bei Volumenzunahme unter I-131-Wirkung mit sich bringen, empfiehlt sich die prophylaktische Gabe von Kortikosteroiden.

Am Ende des Aufenthalts, jedoch nicht früher als 72 Stunden, wird zum Staging eine Ganzkörperszintigraphie durchgeführt. Die posttherapeutische Ganzkörperszintigraphie gibt bei Tumorresten, Rezidiven, Lymphknoten- und Fernmetastasen Aufschluss über die Progression (oder die Regression) der Erkrankung. Die Szintigramme müssen in der Regel nach vorheriger Verabreichung von Laxantien durchgeführt werden, um störende Darmaktivität zu beseitigen.

Beim ablativen Konzept werden Dosen >300 Gy angestrebt, bei der Therapie von Tumorresten, Rezidiven, Lymphknoten- und Fernmetastasen > 500 Gy. Die durch eine Radioiodtherapie erreichten Herddosen im Tumorgewebe können bis zu 1000 Gy erreichen. Probleme einer genauen Dosisberechnung liegen vor allem in der schwierig abzuschätzenden Tumormasse. Dosimetrische Ansätze werden derzeit noch untersucht [5,15-17], wobei zwischen makro- und mikrodosimetrischen Konzepten unterschieden wird. Häufig ist bei sehr kleinen miliaren oder disseminierten Metastasen (Lunge) eine Dosimetrie nicht möglich; gleichwohl sind bei dieser Metastasierungsart die erzielten Dosen meist ausreichend, wie erfolgreiche Posttherapiescans im Verlauf zeigen (Abb. 2.8). Bei erzielten Herddosen unter 80 Gy ist der therapeutische Erfolg im kurativen Ansatz zweifelhaft.

In die Deutschland ist die Entlassung des Patienten möglich bei einer Dosisleistung von ≤ 3,5 µSv pro Stunde in 2 Meter Abstand (entsprechend 250 MBq I-131 bei einer angenommenen effektiven Halbwertszeit von 7,7 Tagen). Da die effektive Halbwertszeit von Radioiod bei Schilddrüsenkarzinompatienten üblicherweise deutlich kürzer ist und im Bereich von ein bis drei Tagen liegt, ist eine Entlassung auf der Grundlage von Messwerten der Radioiodkinetik u.U. auch mit höherer Restaktivität möglich. Falls aus medizinischen oder sozialen Gründen indiziert, kann im Ausnahmefall auch eine vorzeitige Entlassung des Patienten mit Anzeige bei der Aufsichtsbehörde erfolgen (Richtlinie Strahlenschutz in der Medizin 2002).

2.2.4. Ergebnisse

Bei etwa 80-85 % aller Patienten mit papillärem Schilddrüsenkarzinom wird abhängig vom Tumorstadium eine RIT durchgeführt, beim follikulären Schilddrüsenkarzinom sind es unabhängig vom Stadium über 90 % [18]. Anhand zahlreicher Studien wurde nachgewiesen, dass diese Patienten hinsichtlich der Prognose von der RIT profitieren. Insgesamt kann die Rezidivrate von ca. 30 % auf 10 % reduziert werden [3]. Als Gesamtergebnis unter Einschluss einer totalen Thyreoidektomie und der RIT kann bei Low-Risk-Patienten die Prognose auf 32,9 "quality adjusted life years" (QUALY´s) verbessert werden, bei High-Risk-Patienten immerhin auf 16,5. Ohne RIT und bei einseitiger Lobektomie ergibt sich ein Gewinn von 31,7 bzw. 11,2 QUALY´s [19]. Die 15-Jahres-Überlebensrate liegt für Patienten mit differenziertem Schilddrü-

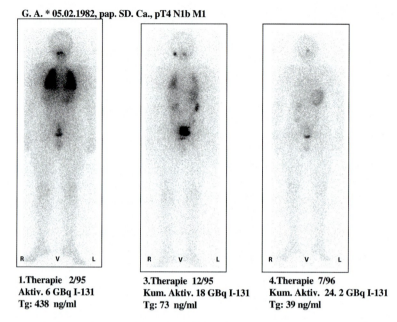

Abb. 2.8: Lungenmetastasen eines papillären Schilddrüsenkarzinoms bei einem jugendlichen Patienten im Therapieverlauf. Mit zunehmender Gesamtaktivität zeigt im Verlauf eine Abnahme speichernden Gewebes, die einhergeht mit einer Abnahme des Tumormarkers Tg.

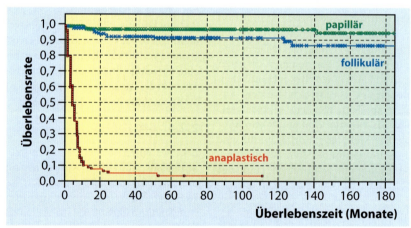

Abb. 2.9: 15-Jahres-Überlebensraten bei 852 Patienten mit differenziertem Schilddrüsenkarzinom in den Stadien pT1-pT4, die mit Radioiod nach Thyreoidektomie behandelt wurden im Vergleich zu Patienten mit anaplastischem Schilddrüsenkarzinom [5].

senkarzinom im Tumorstadium pT_1-pT_3 ohne Fernmetastasen bei über 90 %, im Stadium pT_4 mit Metastasen bei mehr als 60 % [5, 6].

Zusammenfassend können die Nebenwirkungen hinsichtlich der mit der RIT verbundenen sehr guten Prognose (Abb. 2.9) des differenzierten Schilddrüsenkarzinoms somit als vertretbar hingenom-

men werden. Da sich bei älteren Patienten die Prognose rapid verschlechtert, treten die späten Nebenwirkungen bei diesen Patienten oftmals nicht mehr ein und sind somit kein bedeutender Faktor [20].

2.2.5. Nebenwirkungen

Früh

Aufgrund der hohen Radioiodaktivitäten ist in bis zu 20 % der Fälle mit einer Strahlenthyreoiditis im Schilddrüsenrestgewebe (Tab. 2.4) zu rechnen [21]. Die ebenfalls mit 30 % recht häufige passagere Gastritis lässt sich durch Gabe von H_2-Blockern und Magenschleimhautschutz mildern. Radioiod wird von allen ekkrinen Drüsen abgegeben (Schweiß, Speichel, Magen usw.). Deshalb ist die Sialadenitis eine häufige Nebenwirkung, die sich in schmerzhaften Schwellungen äußern kann. Sie wird durch Kühlung und Anregung des Speichelflusses (Flüssigkeitszufuhr, saure Bonbons) behandelt. Relativ häufig (bis 70 %) wird eine passagere Myelodepression mit Abnahme vorwiegend der Leukozytenzahlen beobachtet. Selten treten bei Vorhandensein von Metastasen in entsprechender Lokalisation ein Hirnödem oder eine Rückenmarkskompression auf, die durch Kortikosteroidgabe bereits vorbeugend zu behandeln sind.

Spät

Ausgeprägte Nebenwirkungen sind vorwiegend bei Gesamtaktivitäten von über 30-40 GBq zu erwarten (Tab. 2.4). Aufgrund der Sialadenitis kann in der Folge mehrerer RIT bei etwa 10-20 % der Patienten ein Sicca-Syndrom auftreten. Mit einer Lungenfibrose muss insbesondere bei disseminierten Lungenmetastasen und hohen kumulativen Aktivitäten bei etwa 1 % der Patienten gerechnet werden. Deshalb sollte eine Kontrolle der Lungenfunktion bei Patienten mit diesem Metastasierungstyp vor Beginn weiterer RIT durchgeführt werden. Eine permanente Myelosuppression tritt in Abhängigkeit von der kumulativen Aktivität sehr selten auf. Die Kontrolle des Differentialblutbildes vor der Applikation und 4-6 Wochen nach Therapie ist bei höheren kumulativen Aktivitäten trotzdem erforderlich. Eine erhöhte Leukämieinzidenz von 1 % wurde im Vergleich zur Spontaninzidenz infolge der RIT mit einer Latenz von über 5 Jahren gefunden. Dieser Komplikation, die im Zusammenhang mit hohen Gesamtdosen bei Patienten mit ohnehin ungünstiger Prognose steht, muss der Nutzen der RIT gegenüber gestellt werden. Die Frage, ob die RIT selbst zu einer Entdifferenzierung auf dem Boden von Mutationen durch das p53-Tumorsuppressor-Gen führt, ist nicht geklärt. Diese Möglichkeit wird jedoch als nicht unwahrscheinlich bewertet [22].

Nebenwirkung	Häufigkeit
früh	
lokale Schwellung, teils schmerzhaft	10-20 %
passagere Gastritis	ca. 30 %
passagere Myelodepression (Thrombo-/Leukopenie)	bis 70 %
Sialadenitis	ca. 30 %
spät	
Sicca-Syndrom	10-20 %
Myelodepression	selten
Leukämie, Latenz > 5 Jahre	1 %
Lungenfibrose	1 %
Azoospermie	sehr selten

Tab. 2.4: Früh- und Spätkomplikation der RIT.

2.2.6. Modifikationen

Nicht selten nimmt die Radioiodspeicherung von entdifferenziertem Tumorgewebe im Laufe der fraktionierten Therapie des Schilddrüsenkarzinoms ab. Im Rahmen von Studien wird derzeit die Möglichkeit der Redifferenzierung durch Retinsäure geprüft (vgl. Kap. 2.4.4.).

Literatur

1. Hundahl SA, Cady B, Cunningham MP, Mazzaferri E, McKee RF, Rosai J, Shah JP, Fremgen AM, Stewart AK, Holzer S. Initial results from a prospective cohort study of 5583 cases of thyroid carcinoma treated in the united states during1996. U.S. and German Thyroid Cancer Study Group. An American College of Surgeons Commission on Cancer Patient Care Evaluation study. Cancer 89; 2000:202-217.

2. Hölzer S, Steiner D, Bauer R, Reiners C, Farahati J, Hundahl SA, Dudeck J. Current practice of radioiodine treatment in the management of differentiated thyroid cancer in Germany. Eur J Nucl Med 27; 2000:1465-1472.

3. Mazzaferri EL. Thyroid remnant 131I ablation for papillary and follicular thyroid carcinoma. Thyroid 7; 1997:265-271.

4. Gimm O. Thyroid cancer. Cancer Lett 163; 2001:143-156

5. Reiners C, Farahati J. 131I therapy of thyroid cancer patients. Q J Nucl Med 1999; 43: 324-335

6. Mazzaferri EL, Kloos RT. Current approaches to primary therapy for papillary and follicular thyroid cancer. J Clin Endocrinol Metab 2001:1447-63

7. Samaan NA, Schultz PN, Haynie TP, Ordonez NG. Pulmonary metastasis of differentiated thyroid carcinoma: treatment results in 101 patients. J Clin Endocrinol Metab 1985:376-80

8. Smit JW, Shroder-van der Elst JP, Karperien M, Que I, van der Pluijm G, Goslings B, Romijn JA, van der Heide D. Reestablishment of in vitro and in vivo iodide uptake by transfection of the human sodium iodide symporter (hNIS) in a hNIS defective human thyroid carcinoma cell line. Thyroid 10; 2000:939-943.

9. Dietlein M, Dressler J, Farahati J, Leisner B, Moser E, Reiners Chr, Schicha H, Schober O. Leitlinie zur Radioiodtherapie (RIT) beim differenzierten Schilddrüsenkarzinom. Nuklearmedizin 1999; 38: 221-222

10. Baudin E, Travagli JP, Ropers J, Mancusi F, Bruno-Bossio G, Caillou B et al. Microcarcinoma of the thyroid gland. Cancer 83; 1998: 553-559

11 Schlumberger M, Challeton C, de Vathaire F, Travagli J-P, Gardet P, Lumbroso JD. Radioactive iodine treatment and external radiotherapy for lung and bone metastasis from thyroid carcinoma. J Nucl Med 37; 1996: 598-605

12. Schneider AB, Line BR, Goldmann JM, Robbins J. Sequential serum thyroglobulin determinations, ^{131}I-scans and ^{131}I-uptakes after triiodothyronine withdrawal in patients with thyroid cancer. J Clin Endocrinol Metab 53; 1981: 199-1206

13. Mazzaferri EL, Kloos RT. Using recombinant human TSH in the management of well-differentiated thyroid cancer: current strategies and future directions. Thyroid 10; 2000:767-778.

14. Coakley A. Thyroid stunning. Eur J Nucl Med 25; 1998:203-204

15. Maxon HR, Thomas SR, Samaratunga RC. Dosimetric considerations in the radioiodine treatment of macrometastases from differentiated thyroid canser. Thyroid 7; 1997:183-187

16. Dorn R, Kopp J, Heidenreich P. I-131-Ganzkörperdosimetrie und Hochdosistherapie beim differenzierten Schilddrüsenkarzinom. Der Nuklearmediziner 24; 2001: 231-236

17. Laßmann M. Improvement of Dosimetry for 131-I therapy of lung metastasis with special regard to children with thyroid cancer from Belarus following Chernobyl accident. In: GSF-Bericht. Vol.12/00. Neuherberg: GSF-Forschungszentrum für Umwelt und Gesundheit, 2000

18. Hölzer S, Reiners C, Mann K, Bamberg M, Rothmund M, Dudeck J, Stewart AK, Hundahl SA. Patterns of care for patients with primary differentiated carcinoma of the thyroid gland treated in Germany during 1996. U.S. and German Thyroid Cancer Group. Cancer 89; 2000:192-201.

19. Esnaola NF, Cantor SB, Sherman SI, Lee JE, Evans DB. Optimal treatment strategy in patients with papillary thyroid cancer: A decision analysis. Surgery 130; 2001: 921-930

20. van Tol KM, de Vries EG, Dullaart RP, Links TP. Differentiated thyroid carcinoma in the elderly. Crit Rev Oncol Hematol 38; 2001:79-91.

21. Reiners Chr. Radioiodtherapie – Indikation, Durchführung und Risiken. Dtsch Ärztebl 90: 2217-2221

22. Haugen BR. The risks and benefits of radioiodine therapy for thyroid carcinoma remain somewhat undifferentiated. Thyroid 10; 2000:971-973

2.3. Perkutane Strahlentherapie

2.3.1. Einführung

Die Behandlung differenzierter Schilddrüsenkarzinome unter kurativem Ansatz besteht in der operativen Intervention, der Radioiodtherapie und der TSH-Suppression. 5–20 % der Patienten entwickeln im Krankheitsverlauf lokoregionäre Rezidive, die ebenso wie Fernmetastasen noch nach 10–20 Jahren auftreten können. Lokalrezidive entstehen im Schilddrüsenbett und umgebenden Weichgewebe oder in Lymphknoten als Folge verbliebener invasiver Tumoranteile.

Konzepte zur adjuvanten Therapie sind wegen der geringen Inzidenz bislang nicht in randomisierten Studien verglichen worden. Wegen der hohen Langzeitremissionsraten nach Operation und Radioiodtherapie in der Primärtherapie und bei Rezidiven ist die Beurteilung eines eventuellen zusätzlichen Nutzens der perkutanen adjuvanten Bestrahlung schwierig, so dass deren Stellenwert nicht exakt definiert ist. Die Ergebnisse retrospektiver Analysen unterliegen einer Art "qualitativem Paradoxon": mit Zunahme der Beobachtungszeit wird das untersuchte Patientenkollektiv wegen geänderter Tumorklassifikationen und der umfangreichen Neuerungen in Diagnostik und Therapie immer inhomogener, was die Validität der Aussagen einschränkt.

2.3.2. Indikationen

In der Primärtherapie wird die perkutane (oder auch "externe") Strahlentherapie postoperativ eingesetzt bei R1-Resektionen nicht ausreichend iodspeichernder Tumoren (ca 20 % der papillären und follikulären Karzinome) und nach R2-Resektion, wenn die zurückgebliebenen Tumorreste sich durch Radioiodtherapie nicht beherrschen lassen.

Bei in sano resezierten Tumoren, die die Schilddrüsenkapsel durchbrochen haben (pT4-Tumoren), und bei papillären Karzinomen mit multiplen Halslymphknotenmetastasen besteht ein erhöhtes Risiko für das Auftreten von Lokalrezidiven. Hier herrscht keine einheitliche Meinung zur postoperativen Therapie. Die Indikation sollte im Einzelfall geprüft werden. Die adjuvante perkutane Bestrahlung verbessert die lokoregionäre Kontrolle. Ob ein Überlebenszeitgewinn damit verbunden ist, hängt letztlich auch davon ab, wie erfolgreich die "salvage" Therapie eines eventuellen Rezidivs ist. Eine randomisierte Phase III-Studie zur adjuvanten perkutanen Bestrahlung bei pT4, pN0/1/X, cM0 wird derzeit von der Universität Münster ausgehend durchgeführt (MSDS-Studie).

Hingegen besteht in den Stadien pT1-3 N0-1 nach Operation und Radioiodtherapie aufgrund der ausgezeichneten Prognose keine Indikation zur zusätzlichen perkutanen Bestrahlung. Bis in die 1980er Jahre wurde im deutschen Sprachraum die Indikation zur perkutanen Bestrahlung auch bei pN1 – Stadien und kleinen Primärtumoren großzügig gestellt. Zwar geht ein Befall der Halslymphknoten mit einer erhöhten Lokalrezidivrate einher, blieb aber ohne Auswirkung auf das Gesamtüberleben.

Akzeptierte Indikationen für die externe Bestrahlung sind mehrfache Rezidive trotz wiederholter Exstirpation und Rezidive nach maximaler Radioiodtherapie. Ebenso sollte eine primäre perkutane Radiatio bei Primär- oder Rezidivtumoren eingeleitet werden, die aufgrund ihrer Ausdehnung, z. B. Infiltration der Halsweichteile und des Kehlkopfskelettes, inoperabel sind. Entsprechendes gilt, falls medizinische Inoperabilität aufgrund von schweren Begleiterkrankungen besteht.

Generell ist die Indikationsstellung in Europa großzügiger als im US-amerikanischen Raum.

Beim Eintritt einer Fernmetastasierung wird zunächst eine Radioiodtherapie und TSH-Suppression durchgeführt, sofern die Metastasen zur Iodspeicherung in der Lage sind. Bei unzureichendem Ansprechen, d.h. vor allem persistierenden Beschwerden, ist eine lokale palliative perkutane Bestrahlung sinnvoll. Dies gilt für Schmerzen bei Metastasen im Skelettsystem, Hirndruckzeichen und neurologische Ausfälle bei ZNS-Metastasen sowie für die obere Einflussstauung bei mediastinalen Lymphknotenmetastasen.

2.3.3. Bestrahlungsplanung

Heute wird eine individuelle 3-dimensionale Bestrahlungsplanung auf der Basis eines CT-Datensatzes durchgeführt. Damit ist es möglich, das komplexe Zielvolumen homogen mit der erforderlichen Gesamtdosis zu erfassen und dabei gleichzeitig die Dosis an den Risikoorganen zu begrenzen. Bei der Festlegung der Bestrahlungsfelder und der Dosisberechnung lassen sich dabei die variierenden Körperdurchmesser an Hals und oberem Thoraxbereich ebenso berücksichtigen wie die unterschiedliche Lagebeziehung des Zielvolumens zu den Risikostrukturen, insbesondere zum Rückenmark. (Abb. 2.10a+b)

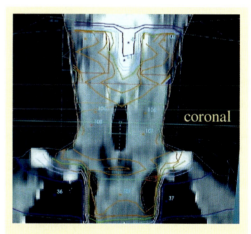

Strahlentherapie

- *Schilddrüsenloge*
R0 59,4 Gy
R1 66,6 Gy
ED 1,8 Gy

- *Lymphabflussgebiet*
Unterkiefer/Mastoid bis Trachealbifurkation
N0 50,4 Gy
N1 54 Gy

a

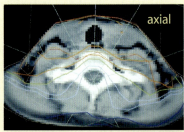
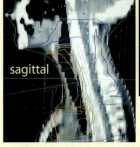
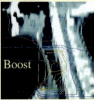

Strahlentherapie Dosisverteilungen

grün: 90 % Isodose
orange: 95 und 100 % der Dosis

Abb. 2.10a+b: Festlegung der Bestrahlungsfelder und der Dosisberechnung beim differenzierten Schilddrüsenkarzinom.

Der erste Schritt der Bestrahlungsplanung sind Vorlokalisation und Bestrahlungsplanungs-Computertomogramm. Dabei wird zunächst eine für die Planung günstige, reproduzierbare und stabile Lagerung vorgegeben. Der Patient liegt mit seitlich anliegenden Armen auf dem Rücken. Die Flexion des Halses wird durch eine spezielle Nackenschale definiert, die Kopfhaltung mittels einer Maske aus thermoplastischem Kunststoff oder mittels einer Mundhalterung fixiert. In dieser definierten Lagerung wird eine CT-Untersuchung von Hals und Thorax angefertigt. Anhand der Dichtewerte der CT wird im Bestrahlungsplanungscomputer ein dreidimensionales Körpermodell erstellt, in dem das Zielvolumen definiert wird.

Das Zielvolumen 1. Ordnung umfasst das Schilddrüsenbett und die regionalen Lymphabflussstationen zervikal, supraklavikulär und im vorderen oberen Mediastinum. Die Begrenzung in kraniokaudaler Richtung bilden Kieferwinkel und Trachealbifurkation. Somit sind die subdigastrischen, parajugulären, prälaryngealen, prä- und paratrachealen und die supra- und infraklavikulären Lymphknoten enthalten.

Das Zielvolumen 2. Ordnung (Boostvolumen) beinhaltet die Gebiete des (ehemaligen) makroskopischen Tumors mit einem Sicherheitssaum von 1–2 cm.

Aufgrund der Komplexität der Zielvolumina und der Variabilität der individuellen Anatomie im Kopf-Halsbereich sind kaum standardisierte Bestrahlungstechniken zu etablieren. Grundsätzlich besteht die Möglichkeit, zumindest einen Teil der Dosis über ap/pa-Gegenfelder zu applizieren, wobei das ventrale Feld stärker gewichtet werden kann als das dorsale. Unter Beachtung der Toleranzdosis des Rückenmarkes (s. Tab. 2.5) wird dabei in der Regel eine Technikumstellung nötig, um die angestrebte Gesamtdosis zu erreichen. Günstiger ist eine isozentrische 3-Felder-Technik mit 4–6 MV Photonen, wobei ein Feld von ventral und 2 Keilfilterfelder von schräg ventral oder dorsal eingestrahlt werden.

Rückenmark	40 Gy/2 Gy ED	Radiomyelitis
	30 Gy/3 Gy ED	Querschnittslähmung
	20 Gy/4 Gy ED	
Kehlkopf	50 Gy/2 Gy	Kehlkopfödem
	> 65 Gy	chron. Laryngitis und Nekrose
	nach 60-70 Gy	Nur in 1 % Knorpelnekrose
Mandibula	erst > 60 Gy	Aseptische Osteoradionekrose (in 3 %!)
Speicheldrüsen	> 35 Gy	völliger und oft irreversibler Funktionsverlust
Schilddrüse	> 40 Gy	Hypothyreose
Lunge; 1/3 des Gesamtvolumens	Reaktion ab 30 Gy	Pneumonitis nach 4-6 Wo
	TD 5/5 TD50/5	Lungenfibrose nach 1-2 J
	45 Gy 65 Gy	

Tab. 2.5: Toleranzdosen (für normfraktionierte RT).

Das Zielvolumen 2. Ordnung lässt sich durch ein ventrales Elektronenstehfeld behandeln, im Mediastinum ist die Eindringtiefe der Elektronenstrahlen nicht ausreichend.

Dieser virtuell erzeugte Behandlungsplan wird im Rahmen einer Durchleuchtung mittels eines speziellen Röntgengerätes (Simulator) oder eines speziellen CT-Gerätes (CT-Simulation) anhand anatomischer Referenzstrukturen auf den Patienten übertragen und auf der Haut oder Bestrahlungsmaske mit Feldgrenzen und Eintrittspunkten markiert.

2.3.4. Dosierung

Postoperativ beträgt die angestrebte Gesamtdosis im Tumorbett 60–66 Gy und richtet sich in der Höhe nach der verbliebenen Tumormasse. Bei großen Resttumoren, bzw. wenn keine Operation vorausging, können Gesamtdosen bis 70 Gy eingestrahlt werden, vorausgesetzt dass durch die Bestrahlungsplanung die Einhaltung der Toleranzdosen an den Risikoorganen gewährleistet ist (s. Tab. 2.5). Das Lymphabflussgebiet erhält eine Gesamtdosis von 50–56 Gy. Die Gesamtdosis wird fraktioniert mit Einzeldosen von 1,8-2,0 Gy bei 5 Fraktionen pro Woche, so dass die Gesamtbehandlungszeit im Rahmen von 5–7 Wochen liegt. Die Behandlung kann im Allgemeinen ambulant durchgeführt werden.

2.3.5. Risikoorgane und Nebenwirkungen

2.3.5.1. Akute Reaktionen

Für den Patienten stehen reversible Schluckbeschwerden im Vordergrund, die als Folge der Schleimhautreaktion ab der dritten Behandlungswoche auftreten und zwei bis drei Wochen nach Ende der Bestrahlung wieder abklingen. Der Kehlkopf liegt im primären Behandlungsvolumen. Nach drei Wochen führt die Schleimhautreaktion zu Heiserkeit. Speziell bei postoperativer Rekurrensschwäche sind regelmäßige Spiegelkontrollen des Larynx erforderlich, um frühzeitig ein stärkeres Glottis-/Aryknorpelödem zu erkennen, welches zu inspiratorischem Stridor und Luftnot führen kann.

Hautreaktionen mit starker Rötung und teilweise feuchten Epitheliolysen treten meist nach vier bis fünf Wochen auf und sind in den Wochen nach Bestrahlung voll reversibel.

Die subjektive Verträglichkeit der perkutanen Bestrahlung scheint bei hypothyreoter Stoffwechsellage schlechter. Dies sollte bei der Planung einer diagnostischen oder therapeutischen Radioiodgabe beachtet werden.

Als Supportivmaßnahmen für die Haut steht zunächst eine trockene Pflege mit Puder im Vordergrund. Bei stärkeren Reaktionen bewährt sich eine Salbenbehandlung zum Ausgleich der kutanen Flüssigkeitsbilanz und Lipidersatz. Bei feuchten Epitheliolysen kommen topische Antiseptika zur Anwendung (z.B. Kristallviolett-Lösung).

Schleimhautpflege mit Panthenol-haltigen Lösungen oder Salbeitee verbessert die subjektive Verträglichkeit. Bei starken Beschwerden werden Analgetika und/oder lokale Anästhetika verschrieben. Auf ausreichende Flüssigkeits- und Kalorienzufuhr bei Patienten mit Schluckbeschwerden ist zu achten. Bei dem sehr seltenen Aryknorpelödem helfen Inhalationen mit Salzlösungen und Steroide.

2.3.5.2. Chronische Reaktionen

Die meisten Patienten weisen schon als Folge der Radioiodtherapie eine mäßige Xerostomie auf. Insofern sollen die Ohrspeicheldrüsen nicht zusätzlich durch die perkutane Bestrahlung belastet werden (Bestrahlungstechnik!), um eine quälende ausgeprägte Mundtrockenheit und die daraus entstehenden Folgen für die Zähne zu vermeiden.

Eine alleinige Strahlenbehandlung mit Dosen von 50–60 Gy führt zu keiner spürbaren Induration der Halsweichteile. Ein stärkeres Lymphödem (meist rückläufig nach 1 Jahr) und Fibrosen können nach Neck-Dissektion (insbesondere radikal oder beidseitig) und zusätzlicher Bestrahlung auftreten. Langfristig können an der Haut Pigmentverschiebungen, Teleangiektasien und leichte atrophische Veränderungen auftreten, die keine funktionelle Relevanz besitzen.

Eine gefürchtete Komplikation ist eine Perichondritis oder Knorpelnekrose des Larynxskeletts, welche über persistierende Ödemzustände bis zum Kehlkopfverlust führen kann und häufig durch Biopsien bei Schleimhautveränderungen an der Glottis provoziert wurde. Diese Komplikation tritt bei sorgfältiger Bestrahlungstechnik und Gesamtdosen unter 70 Gy praktisch nicht auf.

Strahlenmyelopathien (Rückenmarkschäden) sind bei Beachtung der Toleranzdosen nicht zu erwarten

2.3.6. Studien/Ergebnisse

Die Entscheidung zur perkutanen Bestrahlung erfolgt nach klinischer Erfahrung. Abgeschlossene randomisierte Studien zu dieser Frage gibt es nicht. Bei Rezidiven liegt meist eine sehr individuelle Situation vor, die einen wissenschaftlichen Vergleich erschwert.

Retrospektive Untersuchungen mit Vergleich von Patienten, die an der gleichen Institution mit oder ohne adjuvante Bestrahlung behandelt wurden, zeigen einen Vorteil im Stadium pT4, speziell bei papillärer Histologie und Lymphknotenbefall. Der Effekt in diesen Untersuchungen auf die lokale Kontrolle ist eindeutig und scheint sich bei langer Nachbeobachtung (> 10 Jahre) auch auf das Überleben auszuwirken [1, 3, 4].

Zur Zeit wird der Stellenwert der perkutanen adjuvanten Bestrahlung im Rahmen einer randomisierten multizentrischen Studie unter Leitung der Universität Münster geprüft (www.msds-studie.uni-muenster.de).

2.3.7. Palliative Bestrahlung

Vor Einleitung einer perkutanen Bestrahlung wegen Fernmetastasen sollte geprüft werden, ob die Möglichkeiten der Radioiodtherapie ausgeschöpft sind und ob eine chirurgische Sanierung indiziert ist. Die Gesamtdosis und Fraktionierung richtet sich nach der Tumorlokalisation und der Lebenserwartung. Dosierungen mit 10 x 3,0 Gy bis 25 x 2,0 Gy sind üblich. Singuläre Leber- und Lungenmetastasen sind einer stereotaktischen Bestrahlung (Radiochirurgie) zugänglich.

Literatur

1. Faharati J, Reiners C, Stuschke M, Müller SP, Stüben G, Sauerwein W, Sack H. Differntiated thyroid cancer: Impact of adjuvant external radiotherapy in patients with perithyroideal tumor infiltration (stage pT4). Cancer 77; 1995:172-180

2. Grigsby PW, Luk KH. Thyroid. In: Perez CA, Brady LW eds. Principles and Practice of Radiation Oncology. Philadelphia: Lippincott 1997

3. Leisner B, Degelmann G, Dürr W. Behandlungsergebnisse bei Struma maligna 1960-1980. Dtsch Med Wochenschr 100; 1982: 1702-1707

4. Sautter-Bihl ML, Raub J, Hetzel-Sesterheim M, Heinze HG. Differentiated Thyroid Cancer: Prognostic Factors and Influence of Treatment on the Outcome in 441 Patients. Strahlentherapie und Onkologie 177; 2001: 125-131

5. Reiners C, Stuschke M. Schilddrüse. In: Scherer E, Sack H. eds. Strahlentherapie. Berlin, Heidelberg, New York: Springer 1996

6. Medizinische Grundlagen der Bestrahlungsplanung. In: Sack H, Thesen N. Bestrahlungsplanung. Stuttgart, New York: Thieme 1998

7. Schilddrüse. In: Sack H, Thesen N. Bestrahlungsplanung. Stuttgart, New York: Thieme 1998

2.4. Stellenwert der systemischen Chemotherapie

2.4.1. Einleitung

Nur wenige Patienten mit differenziertem Schilddrüsenkarzinom haben bei Primärdiagnose bereits ein Stadium IV nach AJCC (American Joint Committee on Cancer). Mazzaferri et al. fanden ein metastasiertes Stadium mit Befall außerhalb des Halses und Mediastinums in 1 bis 2% der Patienten mit papillärem Karzinom und bei 2 bis 5% bei Patienten mit follikulärem Karzinom [1]. Fernmetastasen sind verknüpft mit einer schlechten Prognose, da 50 bis 90 % der Patienten dieser Gruppe an der Erkrankung versterben werden. Auch Patienten mit rezidivierter Erkrankung, die Fernmetastasen entwickeln (10 bis 20% der Rezidive), haben eine ähnlich schlechte Prognose [1]. Nach Versagen der in dieser Situation effektivsten Therapie, der Radioiodtherapie, stellt sich die Frage nach einer anderweitigen systemischen Therapie, wie der systemischen Chemotherapie.

Für die Anwendung von Zytostatika ist deren prinzipielle Wirksamkeit gegen die Tumorzellen zwar Voraussetzung, entscheidend ist jedoch die Wirkung in vivo. Krankheitsbedeutsame Messparameter der Effizienz sind der Remissionsgrad, das progressionsfreie Überleben und das Gesamtüberleben. Diese Parameter sind die Grundlage für den Einsatz in der chemotherapeutischen Behandlung. Jedoch auch Symptombesserung oder Erhaltung der Lebensqualität können die Indikation zur Chemotherapie rechtfertigen.

2.4.2. Einzelsubstanzen

Doxorubicin

Doxorubicin ist die Einzelsubstanz, die am meisten untersucht wurde. Es scheint die wirksamste Einzelsubstanz für differenzierte Schilddrüsenkarzinome zu sein. In einer Literaturübersicht von Ahuja et al. aus dem Jahr 1987 [2] ergab die Analyse der Patienten mit metastasiertem oder lokal rezidiviertem differenzierten Schilddrüsenkarzinom Responseraten von knapp 40%. Hierfür wurden 8 verschiedene Publikationen mit 2 bis 16 Patienten zusammengefasst. Die Doxorubicindosis betrug 25 bis 150 mg/m^2 alle 3 Wochen, wobei als effektive Dosis 60 bis 90 mg/m^2 alle 3 Wochen anzunehmen ist. Die Dauer der Remissionen lag in den verschiedenen Untersuchungen zwischen 4,8 und 13,5 Monaten. Für Patienten, die auf die Behandlung ansprachen, war ein verlängertes Überleben beschrieben mit 15 bis 20 Monaten im Gegensatz zu 3 bis 5 Monaten bei Non-Respondern.

Platinderivate

Bei nur geringen Fallzahlen wurden für Carboplatin (1 von 4 Patienten) und Cisplatin (2 von 6 Patienten) vergleichbare Ansprechraten beschrieben [3]. Bezüglich einer Überlebensverlängerung sind bei der kleinen Patientenzahl keine Aussagen möglich.

Etoposid

Hoskin et al. beschrieben unter verschiedenen Einzelsubstanzen einzig unter Etoposid eine komplette Remission bei differenzierten Schilddrüsenkarzinomen [3]. In einer ebenfalls kleinen Patientengruppe von nur 10 Patienten wurden jedoch unter Etoposid in einer Dosis von 140 mg/m^2 pro Tag über 3 Tage alle 3 Wochen bei inoperablen, Hormon-insensitiven und Radioiod-resistenten Schilddrüsenkarzinomen keine Remissionen beobachtet [4].

Bleomycin

Bleomycin ist eine der ersten Substanzen, die beim differenzierten Schilddrüsenkarzinom untersucht wurden. Harada et al. beschrieben Remissionsraten von ca. 30 % bei einer Subgruppe von 17 untersuchten Patienten mit papillärem Schilddrüsenkarzinom mit einer Gesamtdosis von 60 bis 300 mg Bleomycin (2-3x pro Woche 15 oder 30 mg). Das Ansprechen der pulmonalen Filiae war besser als das des Primärtumors [5]. Diese Daten wurden in der Arbeit von Ahuja et al. bestätigt, die aus der Literatur ein zusammenfassendes Ansprechen von 37 % dokumentierten. Insgesamt war bei 14 von 38 Patienten ein Ansprechen beschrieben, diese verteilten sich jedoch auf 6 Studien mit 1 bis 21 Patienten [2]. Aufgrund der kurzen Remissionsdauer von nur ca. 6 Wochen und der häufigen und auch schweren Lungentoxizität vor allem bei älteren Patienten [6] ist der Stellenwert der Monotherapie eingeschränkt.

2.4.3. Kombinations-Chemotherapien

Durch Kombination von Zytostatika mit unterschiedlichen Wirkmechanismen und Nebenwirkungsprofilen wird versucht, eine additive oder potenzierte Wirkung auf den Tumor zu erreichen bei nicht in gleicher Weise zunehmender Nebenwirkung und Toxizität.

Der Einsatz von zwei bekannt wirksamen Zytostatika wie Doxorubicin und Cisplatin wurde mit der Einzelsubstanz Doxorubicin mehrfach verglichen. Shimaoka et al. fanden einen fraglichen Vorteil für die Kombination, die zwar eine höhere Rate an kompletten Remissionen (2 von 19 therapierten Patienten) erzielte, die Gesamtrate an kompletten und partiellen Remissionen lag jedoch nur bei 3 von 19 Patienten. Im Vergleich wurden mit der Monotherapie 5 partielle Remissionen erreicht [7]. Die gleiche Kombination führte in der Phase-II Studie von Williams et al. bei einem Therapieassoziierten Tod nur zu einer kurzdauernden, partiellen Remission für 2 von 22 Patienten [8]. Auch wenn unter einer Kombination mit Doxorubicin, Cisplatin und Vinblastin 4 von 7 therapierten Patienten ansprachen [9], existieren keine Untersuchungen, die eine eindeutige Überlegenheit gegenüber der Monotherapie mit Doxorubicin aufzeigen.

Weitere Kombinationschemotherapien von z.B. Vincristin, Bleomycin oder Melphalan mit Doxorubicin und Cisplatin sind ebenfalls untersucht worden. Da verschiedene histologische Entitäten gemeinsam evaluiert wurden, ist bei ohnehin nur geringen Patientenzahlen keine Aussage über die Effektivität für differenzierte Schilddrüsenkarzinome möglich [3, 10, 11].

2.4.4. Systemische nicht-zytostatische Therapie

■ Retinsäure

Die Progression differenzierter Schilddrüsenkarzinome ist häufig mit einer Entdifferenzierung verbunden. Dies bedeutet einen Verlust an schilddrüsenspezifischer Funktion und damit auch ein Versagen einer spezifischen Therapie wie der Radioiodtherapie. Es konnte gezeigt werden, dass eine Redifferenzierung durch Retinsäure möglich ist [12, 13]. Diese Ergebnis stellt die Grundlage für eine Pilotstudie an 50 Patienten (14 follikuläre, 31 papilläre und 5 oxyphile Karzinome) dar, die mit 1,5 mg/kg Retinsäure pro Tag über 5 Wochen therapiert wurden. Hierdurch konnte eine deutliche Iodaufnahme bei 13 und eine mäßige Iodaufnahme bei 8 (insgesamt 42 % der Patienten) wieder erreicht werden. Eine stabile Tumorgröße wurde bei 22 (44 %) der Patienten und eine Regredienz der Tumorgröße bei 6 (12 %) beobachtet, ohne anderweitige zusätzliche Therapie [14]. Eine Kombination der antiproliferativ und redifferenzierend wirkenden Substanzen Retinsäure und Phenylazetat ist bislang nur in Zellkulturexperimenten erfolgt.

■ Bisphosphonate bei Skelettfiliae

Als eine Sonderform der Fernmetastasen sind Skelettfiliae anzusehen, da sie auf die Radioiodtherapie und auch andere Zytostatika schlecht ansprechen. Der Einsatz von Bisphosphonaten scheint auch hier erfolgversprechend. Vitale et al. [15] konnten durch potente Osteoklastenhemmung (Pamidronat 90 mg alle 4 Wochen über 12 Monate) bei 10 untersuchten Patienten sowohl die Knochenschmerzen, als auch die Lebensqualität bessern. In 2 Fällen wurde eine radiologische Besserung der Knochenläsionen beschrieben. In Anbetracht der weitreichenden Erfahrung bei anderen malignen Erkrankungen mit Skelettmetastasen kann der Einsatz der Bisphosphonate auch bei Schilddrüsenkarzinomen begründet sein. Aufgrund der Seltenheit der in den Knochen metastasierten differenzierten Schilddrüsenkarzinome kann nicht erwartet werden, dass für diese Krankheitsentität Erfahrungen mit größeren Fallzahlen in näherer Zukunft vorliegen werden.

2.4.5. Fazit

Das differenzierte Schilddrüsenkarzinom gehört zu den wenig Zytostatika-sensiblen Tumoren. Das generelle Problem der Beurteilung der beschriebenen Substanzen und Substanzkombinationen für das differenzierte Schilddrüsenkarzinom besteht darin, dass keine Untersuchungen mit hohen Patientenzahlen vorliegen.

Da die meisten Untersuchungen und Erfahrungen mit Doxorubicin vorliegen, die reproduzierbare Remissionsraten beschreiben und möglicherweise ein verlängertes Überleben bei Patienten mit chemotherapiesensitivem Karzinom beobachten, ist diesem Zytostatikum in der Erstlinienchemotherapie bei Ausschluss von Kontraindikationen und Einhaltung der kardiotoxischen Grenzdosis der Vorzug zu geben. Bei Sekundärversagen ist der Einsatz weiterer Zytostatika oder auch Kombinationen nach individueller Abwägung möglich. Eine Überlebensverlängerung kann jedoch durch keine der zytostatischen Therapieformen erwartet werden. Der Stellenwert neuer Substanzen ist unklar. Bei nur begrenzter Wirksamkeit der verschiedenen Therapien ist eine Abwägung von Effizienz und Nebenwirkung für den individuellen Patienten zu fordern.

Auch wenn die Arbeiten zur Redifferenzierung der progredienten, meist entdifferenzierten Karzinome eine mögliche Perspektive für den Einsatz von Retinsäure aufzeigen, ist der Stellenwert in der klinischen Anwendung nicht gesichert. Dies gilt vor allem für die Kombination mit Phenylazetat, für die nur in vitro Daten vorliegen. Die Redifferenzierung mit Retinsäure wird derzeit im Rahmen einer prospektiven randomisierten Studie überprüft (sogen. MSRR-Studie, Information unter www.uni-wuerzburg.de/nuklearmedizin).

Bei Skelettmetastasen ist der Einsatz von Bisphosphonaten als gerechtfertigt anzusehen.

Literatur

1. Mazzaferri EL, Jhiang SM. Long-term impact of initial surgical and medical therapy on papillary and follicular thyroid cancer. Am J Med 97; 1994: 418-428.

2. Ahuja S, Ernst H. Chemotherapy of thyroid carcinoma. J Endocrinol Invest 10; 1987: 303-310.

3. Hoskin PJ, Harmer C. Chemotherapy for thyroid cancer. Radiother Oncol 10; 1987: 187-194.

4. Leaf AN, Wolf BC, Kirkwood JM, Haselow RE. Phase II study of etoposide (VP-16) in patients with thyroid cancer with no prior chemotherapy: an Eastern Cooperative Oncology Group Study (E1385). Med Oncol 17; 2000: 47-51.

5. Harada T, Nishikawa Y, Suzuki T, Ito K, Baba S. Bleomycin treatment for cancer of the thyroid. Am J Surg 122; 1971: 53-57.

6. Haas CD, Coltman CA, Jr., Gottlieb JA, Haut A, Luce JK, Talley RW, Samal B, Wilson HE, Hoogstraten B. Phase II evaluation of bleomycin. A Southwest oncology Group study. Cancer 38; 1976: 8-12.

7. Shimaoka K, Schoenfeld DA, DeWys WD, Creech RH, DeConti R. A randomized trial of doxorubicin versus doxorubicin plus cisplatin in patients with advanced thyroid carcinoma. Cancer 56; 1985: 2155-2160.

8. Williams SD, Birch R, Einhorn LH. Phase II evaluation of doxorubicin plus cisplatin in advanced thyroid cancer: a Southeastern Cancer Study Group Trial. Cancer Treat Rep 70; 1986: 405-407.

9. Raue F, Minne H, Ziegler R. Combination of chemotherapy in differentiated thyroid cancer. First Symposium on Thyroid Cancer 1985: abstract 57

10. Bukowski RM, Brown L, Weick JK, Groppe CW, Purvis J. Combination chemotherapy of metastatic thyroid cancer. Phase II study. Am J Clin Oncol 6; 1983: 579-581.

11. De Besi P, Busnardo B, Toso S, Girelli ME, Nacamulli D, Simioni N, Casara D, Zorat P, Fiorentino MV. Combined chemotherapy with bleomycin, adriamycin, and platinum in advanced thyroid cancer. J Endocrinol Invest 14; 1991: 475-480.

12. Simon D, Koehrle J, Schmutzler C, Mainz K, Reiners C, Roher HD. Redifferentiation therapy of differentiated thyroid carcinoma with retinoic acid: basics and first clinical results. Exp Clin Endocrinol Diabetes 104; 1996: 13-15.

13. Kurebayashi J, Tanaka K, Otsuki T, Moriya T, Kunisue H, Uno M, Sonoo H. All-trans-retinoic acid modulates expression levels of thyroglobulin and cytokines in a new human poorly differentiated papillary thyroid carcinoma cell line, KTC-1. J Clin Endocrinol Metab 85; 2000: 2889-2896.

14. Simon D, Körber C, Krausch M, Segering J, Groth P, Görges R, Grünwald F, Müller-Gärtner HW, Schmutzler C, Köhrle J, Röher HD, Reiners C. Clinical impact of retinoids in redifferentiation therapy of advanced thyroid cancer: final results of a pilot study. Eur J Nucl Med Mol Imaging 29; 2002:775-82.

15. Vitale G, Fonderico F, Martignetti A, Caraglia M, Ciccarelli A, Nuzzo V, Abbruzzese A, Lupoli G. Pamidronate improves the quality of life and induces clinical remission of bone metastases in patients with thyroid cancer. Br J Cancer 84; 2001: 1586-1590.

2.5. Schilddrüsenhormonbehandlung/Therapie bei Hypoparathyreoidismus

2.5.1. Schilddrüsenhormonsubstitution und TSH-supprimierende Schilddrüsenhormongabe

Beim differenzierten Schilddrüsenkarzinom ist neben dem Schilddrüsenhormonersatz nach totaler Thyreoidektomie die Unterdrückung des TSH zur Hemmung des Wachstumsreizes das Therapieziel. Die Behandlung beginnt in der Regel 2 - 3 Tage nach der ablativen Radioiodtherapie. Beim medullären und beim anaplastischen Schilddrüsenkarzinom genügt dagegen auch nach totaler Thyreoidektomie eine reine Substitution mit Schilddrüsenhormon, die unmittelbar postoperativ beginnt. Eine TSH-suppressive Behandlung mit Schilddrüsenhormon ist bei diesen beiden Tumorarten grundsätzlich nicht sinnvoll.

Mittel der Wahl ist L-Thyroxin (Levothyroxin), welches morgens eine halbe Stunde vor dem Frühstück nüchtern eingenommen werden sollte, da es sonst zu einer variablen intestinalen Aufnahme kommen kann. Ob die zusätzliche Gabe von Triiodthyronin sinnvoll ist, ist Gegenstand laufender Studien.

Bei der rein substitutiven Schilddrüsenhormonbehandlung beim medullären und anaplastischen Schilddrüsenkarzinom genügt zur Steuerung der Therapie der Serum-TSH-Wert, der innerhalb des Normalbereichs liegen sollte. Die hierfür erforderliche Substitutionsdosis beträgt bei Erwachsenen im Mittel ca. 1,6 µg/kg Körpergewicht pro Tag, entsprechend etwa 100 bis 150 µg L-Thyroxin.

Beim differenzierten Schilddrüsenkarzinom ist das Behandlungsziel die Absenkung des TSH auf subnormale Werte um 0,1 mU/l. Hierzu sind im Vergleich zum reinen Hormonersatz höhere L-Thyroxin-Dosen um ca. 2,5 µg/kg Körpergewicht, entsprechend 175-225 µg L-Tyroxin erforderlich. Die Therapiesteuerung erfolgt hier anhand der Bestimmung von TSH und fT3 im Serum, da fT4 durch die Therapie und in Abhängigkeit vom Einnahmezeitpunkt variabel erhöht sein kann. Der fT3-Wert sollte die Normbereichsobergrenze nicht übersteigen. Der TSH-Wert sollte wie in Tab. 2.6 zusammengefasst eingestellt werden.

Art des Schilddrüsenkarzinoms	TSH-Zielbereich
differenziertes Schilddrüsenkarzinom (papillär oder follikulär)	0,1 mU/l
differenziertes Schilddrüsenkarzinom pT1,N0,M0 und/oder 10 Jahre Krankheitsfreiheit nach initialer Behandlung	0,3 - 1,0 mU/l
medulläres Schilddrüsenkarzinom	0,3 - 4,0 mU/l
anaplastisches Schilddrüsenkarzinom	0,3 - 4,0 mU/l

Tab. 2.6: Therapieziel der Schilddrüsenhormonbehandlung bei Patienten mit Schilddrüsenkarzinom.

2.5.2. Nutzen und Risiken einer maximal TSH-supprimierenden Schilddrüsenhormongabe

Patienten erhalten nach einer totalen Thyreoidektomie (mit oder ohne Radioiodtherapie) bei Vorliegen eines differenzierten Schilddrüsenkarzinoms eine TSH-suppressive Schilddrüsenhormonbehandlung, da aufgrund experimenteller Daten und klinischer Hinweise angenommen werden muss, dass TSH auf diese Schilddrüsentumore wachstumsfördernd wirkt. Es fehlen allerdings prospektive Studien, die den Nutzen dieses Konzeptes bezüglich harter Kriterien, wie z.B. dem krankheitsfreien Überleben und der Mortalität, belegen. Auch ist unklar, welches Maß an TSH-Suppression angestrebt werden muss. Eine größere retrospektive Untersuchung [5] zeigte allerdings, dass ein geringeres Ausmaß an TSH-Suppression tatsächlich häufiger zu einem klinischen Rezidiv der Erkrankung führen kann (Abb. 2.11).

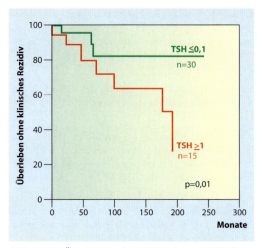

Abb. 2.11: Überleben ohne klinisches Rezidiv beim differenzierten Schilddrüsenkarzinom in Abhängigkeit von den über längere Zeiträume bestehenden TSH-Werten. Abbildung nach retrospektiver Studie [5].

Einen zusätzlichen Nutzen einer maximalen TSH-Suppression (unter die Nachweisbarkeitsgrenze in modernen TSH-Assays) im Vergleich zu einer moderaten TSH-Suppression (= 0,1 mU/l) konnte diese Arbeit nicht belegen. Manche Zentren schlagen eine tumorstadienabhängige Absenkung des TSH vor, mit einer maximalen Suppression bei Hochrisikopatienten [3], ohne dass es hierfür aber ausreichende Daten gibt, um dies generell empfehlen zu können.

Dem potentiellen Nutzen der TSH-Suppression stehen mögliche Nachteile gegenüber: Neben den typischen Symptomen einer Schilddrüsenhormonüberdosierung kann es bereits bei subklinischer Hyperthyreose und bei TSH-suppressiver Dosierung von L-Thyroxin zu einer Abnahme der Knochendichte kommen [6,10]. Allerdings haben nicht alle Untersuchungen dies bestätigt und eine Erhöhung der Frakturrate ist nicht gesichert. Darüber hinaus ergeben sich möglicherweise nachteilige Effekte für die kardiale Funktion [4], deren klinische Relevanz aber ebenfalls ungeklärt ist. Eine durch epidemiologische Untersuchungen belegte Folge eines supprimierten TSH-Wertes ist das Neuauftreten von Vorhofflimmern bei älteren Menschen: In der Framingham-Studie bestand bei Vorliegen einer erheblichen TSH-Erniedrigung (definiert als TSH = 0,1 mU/l) ein dreimal höheres Risiko des Auftretens von Vorhofflimmern mit der damit einhergehenden Gefährdung durch embolische Ereignisse (7). Bei moderat erniedrigtem TSH (definiert als TSH zwischen 0,1 und 0,4 mU/l) war dieses erhöhte Risiko nicht mehr nachweisbar.

2.5.3. Behandlung des Hypoparathyreoidismus

Das Auftreten eines Hypoparathyreoidismus ist nach einer totalen Thyreoidektomie, besonders wenn auch noch eine Lymphknotendissektion durchgeführt wird, kein seltenes Ereignis. Die Folge ist eine Hypokalzämie, oft zusammen mit einer Tendenz zur Hyperphosphatämie. Funktionell können Tetanien auftreten, bei länger bestehender Hypokalzämie mit Hyperphosphatämie können Organveränderungen entstehen wie eine Verkalkung der Basalganglien oder eine tetanische Katarakt.

Die Hypokalzämie des Hypoparathyreoidismus ist daher auch ohne Tetanien immer behandlungsbedürftig, um spätere Organschäden zu vermeiden. Das wichtigste Therapieziel ist die Anhebung des Serumkalziums in den unteren Normalbereich. Serumkalziumwerte im oberen Normbereich sollten vermieden werden, da die fehlende Parathormonwirkung an den Nieren sonst zu einer unerwünschten Hyperkalziurie führen kann und das Risiko extraossärer Verkalkungen besteht (Tab. 2.7).

Therapieziel	Kontrollparameter
Beschwerdefreiheit des Patienten	Abwesenheit von Tetanien und tetanischen Äquivalenten
Vermeiden einer Hyperkalziurie mit Nephrolithiasis/-kalzinose	niedrig-normales Serum-Kalzium (2,0 - 2,2 mmol/l), normale Urinkalziumausscheidung
Verhindern von Organverkalkungen	Normalisierung eines erhöhten Serum-Phosphat-Spiegels

Tab. 2.7: Therapieziele bei der Behandlung des Hypoparathyreoidismus.

Postoperativ kann es bei neu aufgetretenem Hypoparathyreoidismus notwendig sein, eine Hypokalzämie rasch zu korrigieren. Hierfür besteht die Möglichkeit, Kalzium intravenös in Form von Kalziumgluconat, 10 ml, 10 %, langsam über > 5 min zu verabreichen (entspricht 2,3 mmol Kalziumionen, z.B. Calcium Braun 10 %®). Cave: zu schnelle Injektion (unangenehme Hitzesensationen, Rhythmusstörungen), Digitalismedikation (dann nur langsam und unter Monitorkontrolle).

Nach Diagnosestellung ist fast immer eine lebenslange Therapie mit Kalzium und Vitamin D oder Vitamin-D-Metaboliten notwendig, da Parathormon zur Behandlung des Hypoparathyreoidismus nicht zur Verfügung steht.

▶ Kalzium

Ein ausreichendes Kalziumangebot ist notwendig. Da jedoch die alleinige Zufuhr über die Ernährung z.B. in Form vermehrter Milchprodukte, die Neigung zur Hyperphosphatämie verstärken würde, sollten wenigstens 1000 mg Kalzium pro Tag in anderer Form eingenommen werden (z.B. als Gluconat oder Carbonat-Salz, z.B. Calcium Sandoz fortissimum®).

▶ Vitamin D und Vitamin D Metabolite

Eine Behandlung mit Kalzium alleine reicht in der Regel nicht aus. Es ist frühzeitig eine zusätzliche Behandlung mit Vitamin D-Präparaten erforderlich, wofür verschiedene Substanzen zur Verfügung stehen (s. Tab. 2.8) [1,8].

Präparat	Handelsname	relative Potenz	ungefähre Tagesdosis[1]
Cholekalziferol (Vitamin D_3)	(Vigantol®)	1	0,5-2,5 mg (= 20.000 - 100.000 I.E.)
A.T.10 (Dihydrotachysterol)	(A.T. 10®)	2-5	0,375 - 0,75 mg
Alfakalzidol (1α-Hydroxy Vitamin D_3)	(Bondiol®, Doss®, Eins-Al-pha®)	ca. 1000	1 - 3 µg
Kalzitriol (1α-25-Dihydroxy-Vitamin D_3)	(Rocaltrol®)	1000-1500	0,5 - 2 µg

Tab. 2.8: Häufig verwendete Vitamin-D-Präparate zur Behandlung des Hypoparathyreoidismus.
[1] Hierbei handelt es sich lediglich um Anhaltswerte.

Grundsätzlich möglich ist eine Behandlung mit genuinem Vitamin D_3 (Cholekalziferol, Vigantol®); nach der 1999 erfolgten Rücknahme der höchstkonzentrierten Verabreichungsform vom Markt ist die Therapie damit aber unpraktisch geworden. Alternativ ist die Behandlung mit Dihydrotachysterol (A.T. 10®) möglich. A.T. 10® ist als Tablette oder ölige Flüssigkeit erhältlich. Dihydrotachysterol ist derzeit das in Deutschland am häufigsten zur Behandlung des Hypoparathyreoidismus benutzte Präparat aus der Gruppe der Vitamin-D-artig wirkenden Substanzen [9]. Ein Nachteil ist das Risiko einer immer wieder einmal auftretenden Überdosierung bis hin zu Intoxikationserscheinungen bei unzureichender Behandlungskontrolle, die aufgrund der sehr langen biologischen Halbwertszeit des Präparates schwierig zu behandeln sind [2].

Die 1α-hydroxylierten Vitamin-D-Präparate Alfakalzidol (1α-hydroxy-Vitamin D_3, z.B. Bondiol®) und Kalzitriol (1α-25-dihydroxy-Vitamin D_3, Rocaltrol®) haben eine sehr viel kürzere Halbwertszeit und sind deshalb wesentlich besser steuerbar. Eine Behandlung kann z.B. mit 2 x 0,5 µg Kalzitriol (Rocaltrol®) oder 1 x 1 µg Alfakalzidol begonnen werden. Eine Dosisanpassung kann dann zunächst alle 3 Tage erfolgen. Die Verwendung von 1α-hydroxylierten Vitamin-D-Präparaten ist teurer, kann aber sinnvoll sein bei: Einstellungsproblemen aller Art, schwieriger Compliance, in der Schwangerschaft, oder bei der gleichzeitigen Behandlung mit Antiepileptika.

■ Therapieprobleme

Kontrollen des Serumkalziumspiegels sind regelmäßig notwendig, da Vitamin D und seine Derivate nur eine geringe therapeutische Breite haben. Die Zeitintervalle können je nach Stabilität der Einstellung sehr unterschiedlich sein.

Ein therapeutisches Problem kann die Hyperphosphatämie sein, die durch die fehlende Parathormonwirkung an der Niere und eine Vitamin-D-induzierte gesteigerte Phosphataufnahme verursacht wird. Es sollte dann phosphatreiche Ernährung (z.B. Milch und Milchprodukte) reduziert und die Medikation von oralen Kalziumsalzen erhöht werden. In seltenen Fällen wird die orale Gabe eines Phosphatbinders erforderlich.

Ein weiteres mögliches Problem ist die Hyperkalziurie. Tritt diese schon bei Anhebung des Serumkalziums in den niedrig-normalen Bereich auf, sollte, insbesondere bei einer Nierensteinanamnese, die Gabe eines Thiaziddiuretikums (12,5-25 mg Hydrochlorothiazid pro Tag) zur Senkung der Kalziumausscheidung versucht werden.

Literatur

1. Blind E. Hypoparathyreoidismus. In: Domschke W, Hohenberger W, Meinertz T, Possinger K, Reinhardt D, Tölle R. (Hrsg.), Therapiehandbuch. München: Urban & Schwarzenberg; 1999. K19, 11-15.

2. Blind E, Fassnacht M, Körber C, Körber-Hafner N, Reiners C, Allolio B. Schwere Vitamin-D(Dihydrotachysterol)-Intoxikation mit spontan reversibler Anämie und Bisphosphonat-responsiver Hyperkalziämie. Dtsch Med Wschr 2001;126:T21-T24.

3. Cooper DS, Specker B, Ho M, Sperling M, Ladenson PW, Ross DS, Ain KB, Bigos ST, Brierley JD, Haugen BR, Klein I, Robbins J, Sherman SI, Taylor T, Maxon HR, 3rd. Thyrotropin suppression and disease progression in patients with differentiated thyroid cancer: results from the National Thyroid Cancer Treatment Cooperative Registry. Thyroid 1998;8:737-744.

4. Fazio S, Biondi B, Carella C, Sabatini D, Cittadini A, Panza N, Lombardi G, Sacca L. Diastolic dysfunction in patients on thyroid-stimulating hormone suppressive therapy with levothyroxine: beneficial effect of beta-blockade. J Clin Endocrinol Metab 1995;80:2222-2226.

5. Pujol P, Daures JP, Nsakala N, Baldet L, Bringer J, Jaffiol C. Degree of thyrotropin suppression as a prognostic determinant in differentiated thyroid cancer. J Clin Endocrinol Metab 1996;81:4318-4323.

6. Ross DS, Neer RM, Ridgway EC, Daniels GH. Subclinical hyperthyroidism and reduced bone density as a possible result of prolonged suppression of the pituitary-thyroid axis with L-thyroxine. Am J Med 1987;82:1167-1170.

7. Sawin CT, Geller A, Wolf PA, Belanger AJ, Baker E, Bacharach P, Wilson PW, Benjamin EJ, D'Agostino RB. Low serum thyrotropin concentrations as a risk factor for atrial fibrillation in older persons. N Engl J Med 1994;331:1249-1252.

8. Schilling T, Ziegler R. Diagnostik und Therapie des Hypoparathyreoidismus. Dtsch Med Wochenschr 1996; 121:841-844.

9. Schilling T, Ziegler R. Current therapy of hypoparathyroidism — a survey of German endocrinology centers. Exp Clin Endocrinol Diabetes 1997;105:237-241.

10. Stall GM, Harris S, Sokoll LJ, Dawson-Hughes B. Accelerated bone loss in hypothyroid patients overtreated with L-thyroxine. Ann Intern Med 1990;113:265-269.

2.6. Nachsorge

2.6.1. Einführung

Trotz der im Allgemeinen hervorragenden Prognose des differenzierten Schilddrüsenkarzinoms mit Langzeitüberlebensraten von über 90 % ist eine konsequente Nachsorge der betroffenen Patienten unabdingbar [4, 9, 17, 26]. Prognoseentscheidend für den Gesamtverlauf der Erkrankung ist die adäquate Therapie, namentlich die totale Thyreoidektomie und die anschließende Radioiodablation. Ziel der initialen Behandlung ist eine möglichst komplette Entfernung bzw. Zerstörung sämtlichen Schilddrüsengewebes, dokumentiert durch einen unterhalb der Nachweisgrenze gelegenen Tumormarkerspiegel sowie das Fehlen einer Radioiodspeicherung in der Szintigraphie.

Nach erfolgter Radioiodtherapie wird eine Schilddrüsenhormon-Substitution (vgl. Kap. 2.5.) mit zwei Zielen eingeleitet: 1. zum Ausgleich der nach Organentfernung resultierenden Hypothyreose und 2. zur Suppression des schilddrüsenstimulierenden Hormons (TSH, Thyreotropin), welches einen Wachstumsreiz für eventuell verbliebene Schilddrüsenzellen (gut- oder bösartig) darstellt. In der Regel wird hierzu das gut steuerbare Levothyroxin (T4) eingesetzt; manche Zentren setzen besonders in der Anfangsphase der Therapie auch das kurzlebigere Triiodthyronin (T3) ein. Die Notwendigkeit einer langfristigen und vollständigen

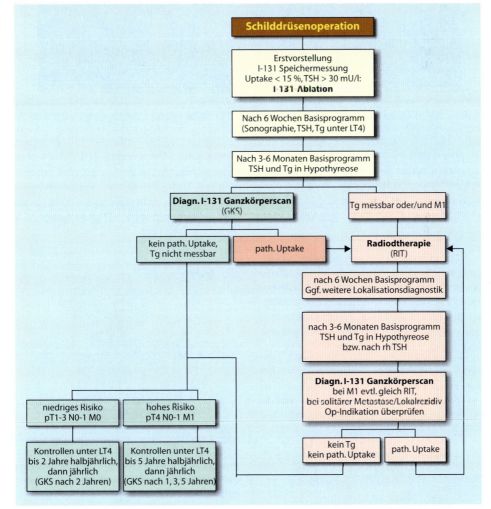

Abb. 2.12: Würzburger Nachsorge-Regime. Basisprogramm: Anamnese, klinischer Befund, Sonographie des Halsbereiches, Bestimmung des Thyreoglobulinwertes. RIT = Radioiodtherapie, GKS = Ganzkörperszintigramm.

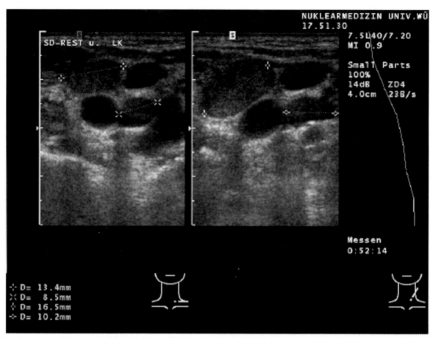

Abb. 2.13: Sonographischer Nachweis von echoarmen Raumforderungen im Bereich der Schilddrüsenloge sowie entlang der Hals-Gefäß-Nerven-Scheide. Rezidiv und Lymphknotenmetastase eines papillären Schilddrüsenkarzinoms.

TSH-Suppression wird teilweise kontrovers diskutiert; insbesondere bei "low-risk"-Patienten halten einige Arbeitsgruppen einen TSH-Wert im unteren Normbereich für ausreichend [2, 22]. Für "high-risk"-Patienten werden generell TSH-Spiegel ≤ 0,1 mU/l empfohlen [2, 4].

Die weitere Nachsorge sollte sich am Risiko des individuellen Patienten orientieren. Ein nennenswerter Anteil der Patienten entwickelt teilweise erst nach vielen Jahren lokale Rezidive oder Metastasen. Die Prognose dieser wiederauftretenden Tumoren hängt nicht zuletzt von einer frühzeitigen Diagnosestellung ab.

Hier sind die regelmäßige Bestimmung des Tumormarkers Thyreoglobulin, die Sonographie des Halses (Schallfrequenz mind. 7,5 MHz) sowie die Ganzkörperszintigraphie mit radioaktivem Iod von entscheidender Bedeutung.

Weitere bildgebende Verfahren, wie Röntgen- bzw. computertomografische (CT) Untersuchungen, die Magnetresonanz-Tomographie oder Tumorszintigraphie (Sestamibi, Thallium), in letzter Zeit auch mit vielversprechenden Ergebnissen bei wenig differenzierten Tumorformen die Positronenemissions-Tomographie (PET) [21], ergänzen diese etablierten Methoden [1]. Die regelmäßige Röntgen-Thorax-Untersuchung wird bei "low-risk"-Patienten nicht mehr empfohlen [15], da sie im Vergleich zum Spiral-CT eine geringere Sensitivität aufweisen [11].

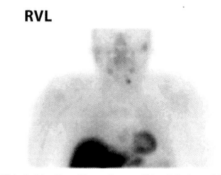

Abb. 2.14: Tc - 99m - Sestamibi - Szintigraphie mit Nachweis einer umschriebenen Mehranreicherung im Bereich der Schilddrüsenloge links. Lokalrezidiv eines wenig differenzierten follikulären Schilddrüsenkarzinoms (nach multiplen Voroperationen).

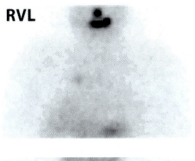

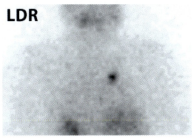

Abb. 2.15: Tc - 99m - Sestamibi - Szintigraphie mit Nachweis einer umschriebenen Mehranreicherung rechts thorakal. Lungenmetastase eines wenig differenzierten follikulären Schilddrüsenkarzinoms.

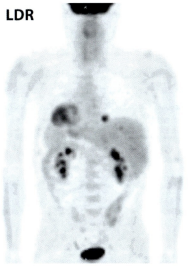

Abb. 2.16: Positronenemissions-Tomographie (F-18-FDG) mit Nachweis einer umschriebenen Mehranreicherung rechts thorakal. Lungenmetastase eines wenig differenzierten follikulären Schilddrüsenkarzinoms.

In den ersten 5 Jahren nach Diagnosestellung werden bei "high-risk"-Patienten oft halbjährliche Kontrollintervalle angestrebt, während im weiteren Verlauf bei kompletter Remission jährliche Untersuchungen ausreichend erscheinen. Die klinische Untersuchung inklusive Palpation des Halsbereiches, insbesondere zur Detektion vergrößerter Lymphknoten, geht den apparativen Methoden voran. Die Frequenz der diagnostischen I-131-Ganzkörper-Szintigraphie in Hypothyreose wird teilweise kontrovers diskutiert. Im Hinblick auf sogenannte "Stunning"-Phänomene [14, 19] und der bekanntermaßen überlegenen Sensitivität der Posttherapie-Szintigraphie sollte bei einem erhöht nachweisbaren Thyreoglobulin-Spiegel auf eine diagnostische Applikation verzichtet werden und therapeutische Aktivitätsmengen verabreicht werden [20, 24].

2.6.2. Radioioddiagnostik

Die I-131-Ganzkörper-Szintigraphie ist fester Bestandteil des Nachsorgerepertoires beim differenzierten Schilddrüsenkarzinom, erforderte aber bisher zur endogenen TSH-Stimulation einen mehrwöchigen Entzug der Schilddrüsenhormone, verbunden mit den daraus resultierenden unangenehmen Begleiterscheinungen einer Hypothyreose. In Ermangelung alternativer Möglichkeiten zur exogenen TSH-Stimulation haben sich verschiedene Protokolle zum Schilddrüsenhormonentzug im Hinblick auf eine suffiziente endogene TSH-Stimulation durchgesetzt. Während manche Zentren eine vorübergehende T3-Substitution von etwa 2 Wochen mit kürzerer hypothyreoter Phase durchführen, wird in anderen Kliniken eine etwa 4 wöchige vollständige Hormonkarenz nach Absetzen der Levothyroxin-Gabe favorisiert. Ein weiteres mögliches Vorgehen wurde 1996 von der Arbeitsgruppe um DeGroot beschrieben [7]. Eine 8 wöchige Reduzierung der Ausgangsdosis des Schilddrüsenhormons auf ein Viertel führt ebenfalls zu einer TSH-Erhöhung > 25 mU/l.

Alternativ zum konventionellen Vorgehen kann seit einiger Zeit rekombinantes, humanes TSH eingesetzt werden, um die gezielte Durchführung der Szintigraphie, aber auch die sensitivere Tg-Bestimmung unter TSH-Stimulation zu vereinfachen [8, 12, 23].

Die Ergebnisse einer Phase-III-Studie zeigten bei der Mehrzahl der untersuchten Patienten unter rhTSH einen deutlichen Thyreoglobulin-Anstieg. In sämtlichen Fällen wurde ein adäquater TSH-Spiegel (> 100 mU/l) nach i.m. Injektion des gentechnisch hergestellten Thyreotropins erreicht. Im

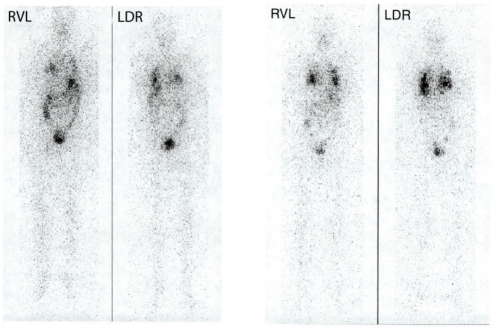

Abb. 2.17a+b: Vergleich zweier diagnostischer I-131-Szintigramme in Hypothyreose und in Euthyreose nach Gabe von rekombinantem, humanen TSH (rhTSH). **a:** Hypothyreose. **b:** nach rhTSH (Euthyreose). Im Vergleich geringere Darmaktivität bei höherem I-131 Uptake in Lungenmetastasen unter rhTSH.

I-131-Ganzkörper-Szintigramm fand sich bei niedriger Background-Aktivität ein dem konventionellen Szintigramm vergleichbares Tumor/Hintergrund-Verhältnis (Abb. 2.14). Die Treffsicherheit entsprach der unter Hypothyreose-Bedingungen (Übereinstimmung > 90 %), eine vorliegende Fernmetastasierung wurde durch die Kombination aus Tg-Wert und diagnostischer Szintigraphie in 32/32 Patienten erkannt (Sensitivität 100 %). Erste Ergebnisse im Hinblick auf die Strahlenbelastung des Restkörpers nach Radioiodapplikation zeigen ebenfalls einen günstigen Trend [13]. Offen bleibt bisher die Frage nach der eventuellen Notwendigkeit der Anpassung der zu verabreichenden Aktivität im Hinblick auf die unterschiedliche Iodclearance im euthyreoten Zustand; hier bleiben weitere Untersuchungen nicht zuletzt zur Dosimetrie abzuwarten.

In letzter Zeit wird zunehmend der diagnostische Einsatz des kurzlebigen reinen Gammastrahlers I-123 diskutiert, wobei erste Ergebnisse recht vielversprechend scheinen. Unter Vermeidung einer relevanten Strahlendosis für das eventuell verbliebene Restgewebe ist eine prätherapeutische spezifische und dem I-131-Scan oft überlegene Bildgebung möglich. Entsprechende Untersuchungsprotokolle müssen jedoch weiter klinisch evaluiert bzw. etabliert werden [10]. Bisher wurden im Rahmen von Studien Aktivitätsmengen zwischen 55 und 370 MBq I-123 eingesetzt, die Aufnahmezeitpunkte variierten zwischen 4-48 h p.i. [6, 25]. In Relation zu den nach Radioiodtherapie angefertigten Szintigrammen ließen sich konkordante Ergebnisse in mehr als 90 % der Läsionen im Halsbereich ermitteln [16], die Sensitivität bei der Detektion von Fernmetastasen scheint jedoch geringer [3].

2.6.3. Thyreoglobulin

Thyreoglobulin, ein Glykoprotein, das nur von Schilddrüsenzellen produziert wird und eine Molekülgröße von 660 KD besitzt, ist ein etablierter und sensitiver Marker zur frühzeitigen Detektion von Tumorresten bzw. Rezidiven [27]. Die Bestimmung der Serumkonzentration erfolgt mittels Radio- oder Enzymimmunoassay. Es sollte ein moderner Assay mit hoher Sensitivität, Präzision und geringer Störanfälligkeit gegen zirkulierende Anti-Tg-Antikörper durch den sog. "high dose hook effect" verwendet werden [18].

2.6. Nachsorge

Da die Produktion und die Freisetzung von Thyreoglobulin TSH-abhängig erfolgt, ist die Sensitivität dieses Parameters unter Thyreotropin-Stimulation deutlich höher [5]. Beim Einsatz von rhTSH [8] ergab sich unter Verwendung eines Schwellenwertes von 2 ng/ml als Beleg für verbliebenes Schilddrüsengewebe bzw. Tumorgewebe folgende diagnostische Sensitivität: unter Schilddrüsenhormonsuppression 22 %, nach rhTSH 52 % und nach Schilddrüsenhormonentzug 56 %, jeweils für Patienten ohne Hinweis auf extrazervikale Manifestationen. Für Patienten mit Fernmetastasierung ließen sich folgende Werte ermitteln: 80 % unter TSH-suppressiver Therapie, 100 % nach rhTSH und 100 % nach Absetzen.

Die häufigere Kontrolle des Tumormarkers Thyreoglobulin unter Stimulationsbedingungen wird, insbesondere bei "high-risk"-Patienten, ein verbessertes, individuell abgestimmtes Vorgehen erlauben; rhTSH erhöht die Sensitivität der Thyreoglobulinbestimmung im Vergleich zur Bestimmung unter Schilddrüsenhormonsuppression in beträchtlichem Umfang ohne die für den Patienten belastende Absetzphase [8].

Das eventuelle Vorliegen von spezifischen Antikörpern gegen Thyreoglobulin kann die Interpretation des Serumwertes erschweren bzw. unmöglich machen. Dies ist insbesondere bei falsch negativen Werten kritisch, da eventuelle Rezidive übersehen werden können. Zur Erkennung eines solchen Effektes sollten sowohl ein Wiederfindungstest als auch eine Bestimmung der Autoantikörper gegen Tg durchgeführt werden [29].

Ein zusätzliches Instrument zur Erfassung eventueller Tumorrezidive ist die Bestimmung der Thyreoglobulin-mRNA im Serum, die insbesondere beim Vorliegen von Tg-Antikörpern von einigen Autoren empfohlen wird. Bisher veröffentlichte Untersuchungen zu diesem Verfahren kamen jedoch zu unterschiedlichen Ergebnissen, so dass diese Methode bisher keinen Eingang in die klinische Routine gefunden hat [28].

2.6.4. Bestimmung der Schilddrüsenhormonparameter

In aller Regel wird die Substitution der Schilddrüsenhormone durch die einmalige tägliche Gabe von Levothyroxin durchgeführt, manche Zentren bevorzugen in bestimmten klinischen Situationen den Einsatz von Triiodthyronin aufgrund seiner kürzeren biologischen Halbwertszeit. Die Festlegung der Substitutionsdosis muss individuell erfolgen, als Faustregel zur Ersteinstellung gilt ca. 2-2,5 µg LT4/kg KG für Erwachsene, Kinder benötigen i.d.R höhere Dosen (s. Kap. 2.5.1.). Anzustreben ist eine komplette TSH-Suppression (TSH ≤ 0,1 mU/l), um einen möglichen Wachstumsreiz auf eventuell verbliebene Zellen zu unterdrücken.

Literatur

1. Cavalieri RR. Nuclear imaging in the management of thyroid carcinoma. Thyroid 1996;6:485-92. Review.

2. Cooper DS, Specker B, Ho M, Sperling M, Ladenson PW, Ross DS, Ain KB, Bigos ST, Brierley JD, Haugen BR, Klein I, Robbins J, Sherman SI, Taylor T, Maxon HR 3rd. Thyrotropin suppression and disease progression in patients with differentiated thyroid cancer: results from the National Thyroid Cancer Treatment Cooperative Registry. Thyroid 1998;8:737-44.

3. De Geus-Oei LF, Oei HY, Hennemann G, Krenning EP. Sensitivity of (123)I whole-body scan and thyroglobulin in the detection of metastases or recurrent differentiated thyroid cancer. Eur J Nucl Med Mol Imaging 2002;29:768-74.

4. Dietlein M, Dressler K, Eschner W, Leisner B, Reiners C, Schicha H. Verfahrensanweisung für die Iod-131-Ganzkörperszintigraphie beim differenzierten Schilddrüsenkarzinom. Nuklearmedizin 1999;38:213-4.

5. Duren M, Siperstein AE, Shen W, Duh QY, Morita E, Clark OH. Value of stimulated serum thyroglobulin levels for detecting persistent or recurrent differentiated thyroid cancer in high- and low-risk patients. Surgery 1999;126:13-9.

6. Gerard SK, Cavalieri RR. I-123 diagnostic thyroid tumor whole-body scanning with imaging at 6, 24, and 48 hours. Clin Nucl Med 2002;27:1-8.

7. Guimares V, DeGroot LJ. Moderate hypothyroidism as preparation for whole body 131 scintiscans and thyroglobulin testing. Thyroid 1996;6:69-73.

8. Haugen BR, Pacini F, Reiners C, Schlumberger M, Ladenson PW, Sherman SI, Cooper DS, Graham KE, Braverman LE, Skarulis MC, Davies TF, DeGroot LJ, Mazzaferri EL, Daniels GH, Ross DS, Luster M, Samuels MH, Becker DV, Maxon III HR, Cavalieri RR, Spencer CA, McEllin K, Weintraub BD, Ridgway EC. A comparison of recombinant human thyrotropin and thyroid hormone withdrawal for the detection of thyroid remnant or cancer. J Clin Endocrinol Metab 1999;84:3877-85.

9. Informationszentrum für Standards in der Onkologie. Interdisziplinäre Leitlinie der Deutschen Krebsgesellschaft und der Deutschen Gesellschaft für Chirurgie -

Maligne Schilddrüsentumoren. Kurzgefasste interdisziplinäre Leitlinien 2000, B2, 92ff.

10. Kalinyak JE.123 I as a diagnostic tracer in the management of thyroid cancer. Nucl Med Commun 2002;23:509-11.

11. Kellner MW, Biko J, Kenn W, Tschammler A, Reiners C, Hahn D. Thyroid Cancer with Lung Metastases in Children from Belarus after the Chernobyl Reactor Accident: Helical CT of the Lung versus I-131-Scintigraphy. Radiology 1997; 205(Suppl):A 667.

12. Ladenson PW. Strategies for thyrotropin use to monitor patients treated with thyroid carcinoma. Thyroid 1999;9:429-33.

13. Lassmann M, Haenscheid H, Luster M, Reiners C. 48h-whole-body uptake of I-131 in patients with differentiated thyroid carcinoma after the application of recombinant human TSH. Eur J Nucl Med 1998;25:1134.

14. Leger FA, Izembart M, Dagousset F, Barritault L, Baillet G, Chevalier A, Clerc J. Decreased uptake of therapeutic doses of iodine-131 after 185-MBq iodine-131 diagnostic imaging for thyroid remnants in differentiated thyroid carcinoma. Eur J Nucl Med 1998;25:242-46.

15. Lorenzen J, Beese M, Mester J, Brumma K, Beyer W, Clausen M. Chest X ray: routine indication in the follow-up of differentiated thyroid cancer? Nuklearmedizin 1998;376:208-12.

16. Mandel SJ, Shankar LK, Benard F, Yamamoto A, Alavi A. Superiority of iodine-123 compared with iodine-131 scanning for thyroid remnants in patients with differentiated thyroid cancer. Clin Nucl Med 2001;26:6-9.

17. Mazzaferi, EL. An overview of the management of papillary and follicular thyroid carcinoma. Thyroid 1999;9:421-27.

18. Morgenthaler NG, Froehlich J, Rendl J, Willnich M, Alonso C, Bergmann A, Reiners C. Technical evaluation of a new immunoradiometric and a new immunoluminometric assay for thyroglobulin. Clin Chem 2002;48:1077-83.

19. Morris LF, Waxman A, Braunstein GD; The nonimpact of thyroid stunning: Remnant ablation rates in 131I-scanned and nonscanned individuals. J Clin Endocrinol Metabol 2001;86:3507-11.

20. Pacini F, Capezzone M, Elisei R, Ceccarelli C, Taddei D, Pinchera A. Diagnostic 131-iodine whole-body scan may be avoided in thyroid cancer patients who have undetectable stimulated serum Tg levels after initial treatment. J Clin Endocrinol Metab 2002;87:1499-501.

21. Petrich T, Börner AR, Otto D, Hofmann M, Knapp WH: Influence of rhTSH on [18F]fluorodeoxyglucose uptake by differentiated thyroid carcinoma Eur J Nucl Med 2002;29:641-7.

22. Pujol P, Daures JP, Nsakala N, Baldet L, Bringer J, Jaffiol C. Degree of thyrotropin suppression as a prognostic determinant in differentiated thyroid cancer. J Clin Endocrinol Metab 1996;81:4318-23.

23. Reiners C, Luster M, Lassmann M. Clinical experience with recombinant human thyroid stimulating hormone (rhTSH): Whole body scanning with iodine-131. J Endocrinol Invest 1999;22(11 Suppl):17-24. Review.

24. Rudavsky AZ, Freeman LM. Treatment of scan-negative, thyroglobulin-positive metastatic thyroid cancer using radioiodine 131-I and recombinant human thyroid stimulating hormone. J Clin Endocrinol Metab 1997;82:11-14.

25. Sarkar SD, Kalapparambath TP, Palestro CJ. Comparison of (123)I and (131)I for whole-body imaging in thyroid cancer. J Nucl Med 2002;43:632-34.

26. Schlumberger MJ. Papillary and follicular thyroid carcinoma. N Engl J Med 1998;338:297-306.

27. Spencer CA, Lopresti JS, Fatemi,S, Nicoloff JT. Detection of residual and recurrent thyroid carcinoma by serum thyroglobulin measurement. Thyroid 1999;9: 435-41.

28. Winzer R, Schmutzler C, Jakobs TC, Ebert R, Rendl J, Reiners C, Jakob F, Kohrle J. Reverse transcriptase-polymerase chain reaction analysis of thyrocyte-relevant genes in fine-needle aspiration biopsies of the human thyroid. Thyroid 1998;8:981-7.

29. Zöphel K, Wunderlich G, Liepach U, Koch R, Bredow J, Franke WG. Recovery test or immunoradiometric measurement of anti-thyroglobulin autoantibodies for interpretation of thyroglobulin determination in the follow-up of different thyroid carcinoma. Nuklearmedizin 2001;40:155-63.

Das medulläre Karzinom

3. Das medulläre Karzinom

3.1. Operatives Vorgehen

3.1.1. Einleitung

Histologisch gehen diese Karzinome zwar nicht von den Thyreozyten, sondern von den parafollikulären C-Zellen aus, aufgrund der engen topographischen Assoziation zur Schilddrüse werden die medullären oder C-Zell Karzinome (MTC) operativ jedoch wie Schilddrüsenkarzinome behandelt.

Drei bis vier Prozent der Schilddrüsenkarzinome sind medulläre Karzinome. Man unterscheidet – auch in Hinsicht auf die chirurgische Therapie - streng nach sporadischem (70-75 %) und familiärem (25-30 %) Auftreten [7, 11, 12]. Bei der sporadischen Form findet sich eher ein unifokales Auftreten, während die familiären Formen typischerweise mit einem multifokalen Wachstum einhergehen. Im Rahmen der hereditären Formen findet sich je nach Mutation (s.a. Kap. 1.1. und Kap 1.2.) eine Beteiligung weiterer, zumeist endokriner Organe. Man spricht dann auch vom Syndrom der Multiplen Endokrinen Neoplasie (MEN). Bei diesem dominant-vererblichen Krankheitsbild wird das C-Zell-Karzinom in über 90 % vererbt. Phäochromozytome treten noch in bis zur Hälfte der Fälle auf und sind häufig bilateral und multizentrisch. Ein Hyperparathyreoidismus wird bei Patienten mit der häufigeren MEN 2A Erkrankung in bis zu 60 % beobachtet, tritt aber bei MEN 2B Patienten selten auf. Bei den MEN-Syndromen ist daher eine genaue, präoperative Diagnostik bezüglich der entsprechenden Organsysteme obligat. Findet sich ein Phäochromozytom, so sollte noch vor der Operation an der Schilddrüse eine Adrenalektomie durchgeführt werden [10], wenngleich zumeist die medullären Karzinome den begleitenden Tumoren vorausgehen. Beim Vorliegen eines jeden medullären Karzinoms muss eine genetische Analyse durchgeführt werden, um Mutationen auf dem RET-Protoonkogen (Chromosom 10) nachzuweisen oder auszuschließen.

Bei positiver Mutation ist nach einem Familienscreening jeder Mutationsträger zu thyreoidektomieren [7, 15]. Bei MEN 2B sollte zudem eine zentrale Lymphadenektomie erfolgen (s. Tab. 3.1). Als Ausnahme hiervon werden zur Zeit Träger einer RET-Codon 611 Mutation diskutiert, da hier eine bessere Prognose vorliegt, die eine obligate frühzeitige Thyreoidektomie zumindest fraglich erscheinen lässt [4].

Die medullären Schilddrüsenkarzinome neigen zu einer frühzeitigen Metastasierung speziell in die lokoregionären Lymphknoten und sind radio-

Mutation (Codon)	Risiko, frühester Nachweis von MTC	Empfohlene Therapie	Empfohlenes Alter für die Therapie
883 918 922	Sehr hoch, T1 Tumoren bereits im 1. LJ, ebenso Metastasen	Thyreoidektomie und Lymphknotendissektion	Innerhalb der ersten 6 Monate
611 618 620 634	Hoch, T1 Tumor im 2. LJ; Metastasen 5. LJ	Thyreoidektomie (Lymphknotendissektion wird kontrovers diskutiert)	Bis zum 5. LJ
609 768 790 791 804 891	variabel	Thyreoidektomie	Keine einheitliche Empfehlung, teils bis zum 5. LJ, teils bis zum 10 LJ.

Tab. 3.1: Empfohlene prophylaktische Therapiemaßnahmen und optimaler Therapiezeitpunkt für Patienten mit Nachweis von Mutationen, die ein hereditäres medulläres Schilddrüsenkarzinom auslösen können, nach Brandi et al [2].

und chemotherapeutisch nur unbefriedigend therapierbar. Wegen ihrer Abstammung von den parafollikulären C-Zellen reichern sie weder Radioiod an, noch vermag eine TSH-Suppression ihr Wachstum zu beeinflussen. Daher kommt dem chirurgischen Primäreingriff und seiner Radikalität eine wesentliche Bedeutung für die weitere Prognose zu.

Bei der Operationsplanung kann zwischen prophylaktischer Operation (s. Tab. 3.1), nachgewiesenem Tumor, Lokalrezidiv, Metastasenchirurgie und Palliativoperation unterschieden werden. Bei gesichertem Vorliegen eines medullären Schilddrüsenkarzinoms ist die Thyreoidektomie mit systematischer Lymphadenektomie obligat. Das Ausmaß der Lymphadenektomie richtet sich nach folgenden Kriterien:

Beim Vorliegen einer **MEN** mit einem nicht-palpablen medullären Karzinom sollte beiderseits eine systematische Lymphadenektomie der zentralen (medialen) Kompartimente durchgeführt werden [6]. Bei Patienten mit einem palpablen Tumor wird eine radikalere Vorgehensweise diskutiert. So konnten Moley & DeBenedetti bei Patienten mit palpablem medullären Karzinom in 81 % der Fälle einen zentralen, in 81 % einen ipsilateralen und in 44 % einen kontralateralen Lymphknotenbefall nachweisen [9]. Daher sollte bei diesen Patienten die Lymphadenektomie auch die beiderseitigen lateralen Kompartimente mit einbeziehen [9]. Ist ein gesicherter zervikaler Lymphknotenbefall nachgewiesen, muss auch eine Ausräumung des mediastinalen Kompartimentes in Betracht gezogen werden, da in 40 % der Fälle mediastinale Metastasen vorliegen, wenn Halslymphknoten positiv sind. Dies gilt insbesondere, wenn sich intraoperativ positive Grenzlymphknoten kaudal jugulär finden. Natürlich ist heute in der präoperativen Abklärung von Patienten mit bereits bekanntem Schilddrüsenmalignom oder nur suspektem Schilddrüsenknoten die präoperative Sonographie unter Einschluss der zervikalen Lymphknotenkompartimente obligat. Auch bei präoperativem Nachweis von mediastinalen Lymphomen ist eine mediastinale Lymphknotendissektion indiziert.

Liegt ein **sporadisches medulläres Karzinom** vor, so sollte eine Lymphadenektomie beider zentraler Kompartimente sowie tumorseitig des lateralen Kompartimentes durchgeführt werden. Viele T1 Tumoren, die überwiegend sporadisch sind, werden erst postoperativ sozusagen als Zufallsbefund histologisch diagnostiziert. Es handelt sich hierbei definitionsgemäß um "okkulte" Karzinome (vgl. papilläre Mikrokarzinome). Anders als bei den okkulten hereditären Karzinomen, bei denen ein Komplettierungseingriff (Thyreoidektomie und Lymphknotendissektion) nach den o.g. Richtlinien erfolgen muss, könnte bei Patienten mit okkultem sporadischem Karzinom auf eine Komplettierungsoperation verzichtet werden. Vorraussetzung ist jedoch, dass das basale und stimulierte Kalzitonin und das CEA im Normbereich liegen, ein familiärer Ursprung durch molekulargenetische Analyse ausgeschlossen ist und die Compliance des Patienten eine adäquate Tumornachsorge erlaubt. Diese Voraussetzungen sind insofern streng zu erfüllen, da bei T1 Tumoren in 30 bis 70 % der Fälle bereits eine Lymphknotenmetastasierung vorliegt.

Bei **Rezidiven** oder **Metastasen** erfolgt die Diagnostik über bildgebende Verfahren wie Kernspintomographie oder CT. Weitere wichtige Marker sind das Serumkalzitonin, welches basal oder stimuliert bestimmt werden kann, und das CEA. Dies sind sehr sensitive Tumormarker, die häufig bereits vor den bildgebenden Verfahren auf ein Rezidiv hinweisen können. Der Rezidiveingriff muss sehr individuell gehalten werden. Zunächst stellt sich die Frage, ob der Primäreingriff adäquat war, also den o.g. Richtlinien entsprochen hat. Der hohe Anteil von Patienten mit Lymphknotenmetastasen rechtfertigt im Falle einer nicht adäquaten Primäroperation eine zervikale Komplettierungsoperation. Bei einer lokoregionären radikalen Vorgehensweise muss allerdings mit einer höheren Rate von Hypoparathyreoidismus und auch permanenten Rekurrensparesen gerechnet werden. Insofern sollte vor einer Reoperation eine Fernmetastasierung ausgeschlossen werden. Fernmetastasen sind in der Regel operativ nicht mehr in kurativer Intention angehbar. Eine Palliativoperation ist jedoch bei vielen symptomatischen Patienten (v.a. Dyspnoe, Luftnot, Kachexie, Diarrhoe) die wichtigste Therapieoption.

3.1.2. Thyreoidektomie

Da die Operation die einzige potentiell kurative Therapiemaßnahme bei MTC ist, muss eine vollständige chirurgische Entfernung des Tumorgewebes angestrebt werden. Dies schließt regelhaft eine vollständige Thyreoidektomie ein. Im Gegensatz zum operativen Vorgehen beim differenzierten Schilddrüsenkarzinom sollte immer auch die dorsale Kapsel entfernt werden, denn dort sind insbesondere die parafollikulären C-Zellen lokalisiert.

3.1.2.1. Operativer Zugang

s. Kap. 2.1.

3.1.2.2. Resektion

s. Kap. 2.1.

Sollte im Falle einer MEN 2A zusätzlich ein Hyperparathyreoidismus vorliegen, so wird empfohlen, alle Nebenschilddrüsen zu entfernen und etwa 20 Würfel von 1 mm Kantenlänge aus der makroskopisch am wenigsten veränderten Nebenschilddrüse in den Unterarm zu replantieren.

3.1.3. Lymphadenektomie

Die onkologisch adäquate chirurgische Therapie der Schilddrüsenmalignome setzt die Kenntnis der Lymphknotenkompartimente voraus. Hierbei hat sich die Einteilung in mediale, laterale und mediastinale Kompartimente bewährt (siehe Abb. 2.1 in Kap. 2.1.).

Die Systematische Lymphadenektomie sollte als komplette Dissektion der Kompartimente erfolgen. Dabei werden Nerven, Gefäße und Muskeln geschont (siehe Abb. 2.2 und 2.3 in Kap. 2.1). Größere Lymphgefäße sollten ausreichend (ggf. durch Ligatur) versorgt werden, um späteren Lymphfisteln vorzubeugen. In direkter Nachbarschaft zu Nerven sollte auf Elektrokoagulation verzichtet werden.

Nach der Resektion sollte eine genaue Kontrolle des Operationsgebietes auf Bluttrockenheit durchgeführt werden. Hierzu kann durch die Anästhesisten eine vorübergehende Überdruckbeatmung durchgeführt werden, um somit auch okkulte venöse Blutungen besser sichten zu können. Nach Einlage einer Redon-Drainage in jede operierte Seite erfolgt der schichtweise Verschluss der Wunde durch milde adaptierende Nähte der geraden Halsmuskulatur, Subkutan-Naht und einer probaten Hautnaht.

3.1.4. Rezidiveingriffe bei persistierendem oder rezidivierendem medullären Karzinom

Viele Patienten, die sich einer Thyreoidektomie bei medullärem Schilddrüsenkarzinom unterzogen haben, zeigen auch nach der Resektion weiterhin erhöhte Plasmaspiegel von Serumkalzitonin [1, 14]. Dies lässt sich in vielen Fällen durch das Vorliegen verbliebener lymphatischer Mikrometastasen erklären, die fast alle Patienten mit tast- oder sichtbaren Lymphknotenmetastasen aufweisen [16]. Bei diesen Patienten kann eine erneute Operation mit ausgiebiger, erneuter Resektion der Lymphknotenkompartimente zu einer postoperativen und stabilen Normalisierung des Serum-Kalzitonins und damit zu einer Heilung führen [2, 8, 16]. Insbesondere Moley et al. konnten bei 45 Patienten mit persistierend erhöhtem Serumkalzitonin durch akribische Nachresektion der Lymphknotenkompartimente bei 38 % eine postoperative Normalisierung des Serumkalzitonin erreichen [8]. Dies zeigt deutlich, dass eine Nachresektion bei solchen Patienten indiziert sein kann. Andererseits muss man sich jedoch darüber im Klaren sein, dass das persistierende medulläre Schilddrüsenkarzinom oftmals einen blanden klinischen Verlauf nimmt und solche Patienten viele Jahre erhöhte Serum-Kalzitoninwerte ohne klinische Progression aufweisen.

3.1.5. Multiviszerale Eingriffe

Zeigen sich Nachbarstrukturen infiltriert, kann eine Ausdehnung des Eingriffes auch auf diese Strukturen (Gefäße, Ösophagus, Trachea) sinnvoll sein, wenn dadurch eine vollständige Entfernung pathologischen Gewebes zu erreichen ist.

3.1.6. Prognose

Bei konsequenter Durchführung der zur Verfügung stehenden Therapieoptionen beläuft sich die 5-Jahres-Überlebensrate des medullären Schilddrüsenkarzinoms auf ca. 85 %, die 10-Jahres-Überlebensrate liegt bei ca. 75 % (vgl. Kap. 3.4.3.). Patienten, die auf Grund des familiären Screenings identifiziert und noch vor Auftreten von Symptomen therapiert werden, haben eine große Aussicht auf eine Normalisierung der postoperativen Kalzitoninwerte und damit einhergehend auf eine normale Lebenserwartung. Demgegenüber unterscheidet sich die Prognose von Patienten mit sporadischem und hereditärem medullären Schilddrüsenkarzinom nicht, wenn zum Zeitpunkt der Therapie schon eine Lymphknotenbeteiligung, eine lokale Invasion oder Fernmetastasen vorliegen. Als prognostische Faktoren haben sich jedoch das Alter bei Erstdiagnose, das Ausmaß des Lymphknotenbefalles, die Radikalität des operativen Vorgehens und das Vorliegen von Fernmetastasen herausgestellt [5].

3.1.7. Fazit

Das C-Zell-Karzinom, welches der topographischen Einfachheit halber auch als medulläres Schilddrüsenkarzinom bezeichnet wird, findet sich in bis zu 10 % der Karzinome der Schilddrüse. Die Therapie der Wahl stellt die möglichst radikale Resektion mit systematischer Lymphadenektomie dar.

Verschiedene Verlaufsformen dieser Erkrankung müssen streng unterschieden werden, da sich hiernach das chirurgische Regime richtet. Insbesondere ist hier die Unterteilung in sporadische und familiäre Verlaufsformen wichtig.

Rezidive und Tumorresiduen können mit hoher Sensitivität anhand des Serum-Kalzitonins erfasst werden. Liegt bereits postoperativ eine persistierende Erhöhung vor, so muss eine radikale Nachresektion der benachbarten Lymphknotenkompartimente in Erwägung gezogen werden, da hier oftmals verbliebene Lymphknoten-Mikrometastasen vorliegen.

Literatur

1. Block MA, Jackson CE, Tashjian AH Jr. Management of occult medullary thyroid carcinoma: evidenced only by serum calcitonin level elevations after apparently adequate neck operations. Arch Surg 1978;113:368-72.

2. Brandi ML, Gagel RF, Angeli A, Bilezikian JP, Beck-Peccoz P, Bordi C, Conte-Devolx B, Falchetti A, Gheri RG, Libroia A, Lips CJM, Lombardi G, Mannelli M, Pacini F, Ponder BAJ, Raue F, Skogseid B, Tamburrano G, Thakker RV, Thompson NW, Tomassetti P, Tonelli F, Wells SA, Marx SJ. Guidelines for diagnosis and therapy of MEN type 1 and type 2. The Journal of Clinical Endocrinology & Metabolism 2001;86:5658-5671.

3. Dralle H, Damm I, Scheumann GF, Kotzerke J, Kupsch E Frequency and significance of cervicomediastinal lymph node metastases in medullary thyroid carcinoma: results of a compartment-oriented microdissection method. Henry Ford Hosp Med J 1992;40:264-7.

4. Hansen HS, Torring H, Godballe C, Jager AC, Nielsen FC. Is thyroidectomy necessary in RET mutations carriers of the familial medullary thyroid carcinoma syndrome? Cancer 2000;89:863-7.

5. Hyer SL, Vini L, A'Hern R, Harmer C. Medullary thyroid cancer: multivariate analysis of prognostic factors influencing survival. Eur J Surg Oncol 2000;26:686-90.

6. Kallinowski F, Buhr HJ, Meybier H, Eberhardt M, Herfarth C. Medullary carcinoma of the thyroid—therapeutic strategy derived from fifteen years of experience. Surgery 1993;114:491-6.

7. Kebebew E, Ituarte PH, Siperstein AE, Duh QY, Clark OH. Medullary thyroid carcinoma: clinical characteristics, treatment, prognostic factors, and a comparison of staging systems. Cancer 2000;88:1139-48.

8. Moley JF, Dilley WG, DeBenedetti MK. Improved results of cervical reoperation for medullary thyroid carcinoma. Ann Surg. 1997;225:734-40.

9. Moley JF &, DeBenedetti MK. Patterns of nodal metastasis in palpable medullary thyroid cancer. Ann Surg. 1999;229:880-7.

10. Orlandi F, Caraci P, Mussa A, Saggiorato E, Pancani G, Angeli A. Treatment of medullary thyroid carcinoma: an update. Endocr Relat Cancer 2001;8:135-47.

11. Raue F. German medullary thyroid carcinoma/multiple endocrine neoplasia registry. German MTC/MEN Study Group. Medullary Thyroid Carcinoma/Multiple Endocrine Neoplasia Type 2. Langenbecks Arch Surg 1998;383:334-6.

12. Saad MF, Ordonez NG, Rashid RK, Guido JJ, Hill CS Jr, Hickey RC, Samaan NA. Medullary carcinoma of the thyroid. A study of the clinical features and prognostic factors in 161 patients. Medicine (Baltimore) 1984;63:319-42.

13. Wagner PK, Seesko HG, Rothmund M. Replantation of cryopreserved human parathyroid tissue. World Surg 1991;15:751-5.

14. Stepanas AV, Samaan NA, Hill CS Jr, Hickey RC. Medullary thyroid carcinoma: importance of serial serum calcitonin measurement. Cancer 1979;43:825-37.

15. Telander RL, Zimmerman D, van Heerden JA, Sizemore GW. Results of early thyroidectomy for medullary thyroid carcinoma in children with multiple endocrine neoplasia type 2. J Pediatr Surg 1986;21:1190-4.

16. Tisell LE, Hansson G, Jansson S, Salander H. Reoperation in the treatment of asymptomatic metastasizing medullary thyroid carcinoma. Surgery 1986;99:60-6.

3.2. Perkutane Strahlentherapie

Beim medullären Schilddrüsenkarzinom besteht nach Thyreoidektomie und systematischer

Lymphknotendissektion keine Indikation zur postoperativen externen Strahlentherapie [1,2].

Nach inkompletter Resektion oder bei Inoperabilität kann der Versuch einer perkutanen Bestrahlung gemacht werden. In Einzelfällen sind günstige Ergebnisse berichtet worden [3].

Für den Ablauf der Bestrahlungsplanung und Behandlung, die Ausdehnung des Zielvolumens und die Dosierung gelten die gleichen Gesichtspunkte wie bei den differenzierten Schilddrüsenkarzinomen (s. Kap. 2.3.).

Literatur

1. Raue F, Schmoll HJ, Dralle H. Medulläres Schilddrüsenkarzinom. In: Schmoll HJ, Höffken K, Possinger K eds. Kompendium Internistische Onkologie. Berlin, Heidelberg, New York: Springer 1997.

2. Sautter-Bihl ML. Hat die perkutane Strahlentherapie einen Stellenwert in der Behandlung des Schilddrüsenkarzinoms? Onkologe 1997;3:48-54.

3. Saaman NA, Schultz PN, Hickey RC. Medullary thyroid carcinoma: prognosis of familiar versus sporadic disease and the role of radiotherapy. J Clin Endocrinol Metab 1988;67: 801-805.

3.3. Stellenwert der systemischen Chemotherapie

3.3.1. Einleitung

Medulläre Schilddrüsenkarzinome (MTC) stellen bis zu 10 % der Schilddrüsenkarzinome dar. Neben sporadischen Karzinomen treten 25 % familiär im Rahmen von multiplen endokrinen Neoplasien (MEN) und familiären non-MEN Syndromen auf. Die C-Zellen, von denen das medulläre Karzinom ausgeht, sind den APUD-Zellen (Amin Precursor Uptake and Decarboxylation) zuzuordnen. Im Gegensatz zu den endodermal abstammenden Karzinomen produziert das MTC häufig Kalzitonin, CEA, sowie auch Chromogranin, Neuronspezifische Enolase, Serotonin oder Substanz P. Die einzige definitive Therapie für dieses Malignom ist die radikale chirurgische Entfernung. Trotz eines Gesamtüberlebens von ca. 55 % nach 10 Jahren haben Patienten mit metastasierter Erkrankung eine infauste Prognose. Dies betrifft 12 % der Patienten mit sporadischem MTC, 20 % mit MEN 2B und 3,3 % mit MEN 2A. In dieser infausten Situation stellt sich die Frage nach einer verträglichen und effizienten Palliativtherapie.

3.3.2. Einzelsubstanzen

Doxorubicin

Doxorubicin ist die Einzelsubstanz, für die auch beim medullären Schilddrüsenkarzinom die meisten Untersuchungen existieren. In der Literaturübersicht von Ahuja et al von 1987 [1] ergab die Analyse Ansprechraten von rund 40 %. Hierfür wurden 10 verschiedene Publikationen mit 1 bis 13 Patienten zusammengefasst. Die Doxorubicindosis betrug 25 bis 150 mg/m^2 alle 3 Wochen, mit der effektivsten Dosis von 60 bis 90 mg/m^2 alle 3 Wochen. Droz et al. therapierten 14 Patienten mit 60 mg/m^2 Doxorubicin alle 4 Wochen. Bei geringer Toxizität fand sich eine komplette Remission, eine partielle Remission, ein minimales Ansprechen. Bei 4 Patienten zeigte sich ein stabiler Befund. Die mittlere Therapiedauer betrug 5,3 Zyklen [2]. Die Gesamtprognose wird durch die Doxorubicinmonotherapie nicht beeinflusst.

Platinderivate

Die Analyse der Platin-behandelten Patientengruppe in der Arbeit von Hoskin et al. ergab ein Ansprechen bei 2 von 6 Patienten mit medullärem Karzinom [3]. Droz et al therapierten 14 Patienten mit Cisplatin, zum Teil auch nach einer Vorbehandlung mit Doxorubicin. Im Median wurden 5 Zyklen à 90 mg/m^2 alle 4 Wochen appliziert. Komplette Remissionen fanden sich in einem, partielle in 2 und eine Krankheitsstabilisierung in 4 Fällen [2]. Cisplatin ist daher in der Monotherapie eine jedoch limitierte Wirksamkeit zuzuschreiben.

Weitere Substanzen

Für die vorwiegend in der Kombinationsbehandlung eingesetzten Zytostatika (Dacarbacin, Cyclophosphamid, 5-Fluorouracil, Methotrexat, Vincristin) liegen als Monotherapien keine aussagekräftigen Daten über die Wirksamkeit beim medullären Schilddrüsenkarzinom vor.

3.3.3. Kombinations-Chemotherapien

Die Gruppe der medullären Karzinome zeigte in der Untersuchung von Shimaoka ein nur geringes Ansprechen auf die Doxorubicin-Monotherapie mit einer partiellen Remission bei 4 Patienten. In der Kombination mit Cisplatin bei nur 6 Patienten wurden 2 Remissionen beschrieben [4]. Die Nebenwirkungen sind für die Gesamtgruppe aller Schilddrüsenkarzinome vergleichbar außer einer höheren Rate an schwerer Übelkeit bei Patienten, die mit der Kombination von Doxorubicin und Cisplatin therapiert wurden. Die geringe Fallzahl erlaubt keine Rückschlüsse über die Gleichwertigkeit oder Überlegenheit einer Therapieform.

Neben den wenig aussagekräftigen Studien, die verschiedene histologische Subtypen von Schilddrüsenkarzinomen zusammenfassen, sind mehrere Studien ausschließlich mit medullären Karzinomen veröffentlicht. Orlandi et al. therapierten 5 Patienten mit lokal fortgeschrittener oder metastasierter Erkrankung mit Dacarbacin 250 mg/m^2 an 5 aufeinanderfolgenden Tagen und einer 12 h-Infusion von 5-Fluorouracil alle 4 Wochen. Bei nur geringen Nebenwirkungen wurden 3 partielle Remissionen über einen Zeitraum von 8 bis 10 Monaten beschrieben [5]. Mit der Kombination von Dacarbacin 600 mg/m^2 pro Tag an 2 Tagen mit Cyclophosphamid 750 mg/m^2 und Vincristin 1,4 mg/m^2 konnte von Wu et al. bei 2 der 7 behandelten Patienten sowohl eine partielle Remission, als auch biochemisches Ansprechen erreicht werden für eine Dauer von 14 und 29 Monaten [6]. Auch durch die Kombination von 5-Fluorouracil mit Dacarbacin oder Streptozocin wurden bei 20 therapierten Patienten 3 partielle Remissionen und in 11 Fällen eine stabile Krankheitsphase erreicht [7]. Eine partielle Remission und 6 Fälle einer stabilen Krankheitsphase sind bei kombinierter Behandlung mit Doxorubicin, Cisplatin und Vinblastin beschrieben [8]. Aufgrund der nur geringen Patientenzahlen ist der Stellenwert dieser Veröffentlichungen nicht viel höher einzustufen, als Fallberichte. Aus diesen Untersuchungen läßt sich die Indikation für die systemische Chemotherapie bei medullären Schilddrüsenkarzinomen nicht prinzipiell stellen. Nur für symptomatische Patienten mit progredienter metastasierter Erkrankung kann als Behandlungsversuch eine Kombinationschemotherapie eingesetzt werden.

3.3.4. Systemische nicht-zytostatische Therapie

■ Somatostatinanaloga

Neuroendokrine Tumoren stammen von APUD-Zellen ab, die durch einen hohen Gehalt an Chromogranin und NSE charakterisiert sind. Der Nachweis einer Expression von hoch-affinen Somatostatinrezeptoren auf Zellen des medullären Schilddrüsenkarzinoms [9, 10] ist die Grundlage für die mögliche Anwendung von Somatostatin. Sowohl in vitro, als auch in vivo wurden Effekte auf die Kalzitoninproduktion von medullärem Schilddrüsenkarzinom beschrieben [11]. Zahlreiche Studien mit unterschiedlichen Dosierungen von Somatostatin oder Somatostatinanaloga zeigten keinen relevanten antiproliferativen Effekt. Allerdings wurde ein Ansprechen der klinischen Symptomatik (Gesichtsrötung oder Durchfall) oder der Kalzitoninspiegel beschrieben [12, 13, 14, 15]. Basierend auf Beschreibungen eines Ansprechens fortgeschrittener neuroendokriner Tumoren auf Interferon-α und einer erfolgreichen Kombinationstherapie von IFN-α mit Octreotid bei metastasiertem Karzinoid, erfolgte eine Therapie in gleicher Weise bei 8 Patienten mit fortgeschrittenem Schilddrüsenkarzinom. Über ein Jahr wurden täglich 0,3 - 1,15 mg Octreotid subkutan und 5 Mio IE IFN-α dreimal pro Woche appliziert. Fünf Patienten beschrieben eine Besserung der klinischen Symptomatik, und ein Rückgang des Kalzitoninspiegels konnte bei 6 Patienten gemessen werden [16]. Eine messbare Tumorreduktion konnte nicht erreicht werden, wie auch in der nachfolgenden Studie bei 7 Patienten durch die Kombination von langwirksamem Somatostatin (Lanreotide) mit IFN-α. Auch ohne Remissionsinduktion kam es bei 6 der 7 Patienten zu einer Symptombesserung und zu einem Abfall der Kalzitoninspiegel bei guter Verträglichkeit [17].

■ Radio-Immunotherapie

Ein weiterer interessanter Therapieansatz ist eine Radio-Immunotherapie mit ^{90}Yttrium-gekoppeltem Antikörper, der gegen das CEA (karzinoembryonisches Antigen) gerichtet ist. Die Wirkung einer Therapie mit radioaktiv markierten Antikörpern ist einerseits abhängig von der Spezifität des Antigens, das von ihm erkannt wird, andererseits auch von der Kreuzreaktivität mit anderen Antigenen. CEA wird von einer Vielzahl verschiedener Tumoren gebildet. Der CEA-Spiegel ist ebenfalls erhöht bei verschiedenen entzündlichen Erkrankungen, unter anderem auch bei Rauchern. Auch beim medullären Schilddrüsenkarzinom ist immunhistochemisch und durch Blutspiegel meist eine CEA-Expression nachweisbar. Nach szintigraphischer Dokumentation der spezifischen Anreicherung des ^{90}Yttrium-gekoppeltem CEA-Antikörpers zeigten Juweid et al. in einer Phase I/II Studie eine tolerable Verträglichkeit, wobei dosislimitierend die Knochenmarktoxizität war. Bei einem Patienten war eine Tumorreduktion von 45 % zu dokumentieren, bei 7 der 15 therapierten Patienten fand sich eine Abnahme zumindest eines Tumormarkers [18]. Allerdings entwickelten sich bei 8 Patienten Antikörper gegen Maus-Antikörper (HAMA), so dass die Entwicklung humanisierter Antikörper für die weitere Anwendung erforderlich sein dürfte. Additive Effekte des radioaktiv markierten Antikörpers mit verschiedenen Zytostatika konnten im Mausmodell mit MTC-Xenograft demonstriert werden [19]. 24 h nach Applikation des ^{90}Yttrium-gekoppelten CEA wurden verschiedene Zytostatika als Monotherapie (Dacarbacin, Doxorubicin, Cyclophosphamid, Vincristin), oder als Kombination von 2 oder 4 Zytostatika appliziert. Am effektivsten erwiesen sich die Monotherapie mit Dacarbacin oder Dacarbacin-haltige Kombinationen.

Auch wenn die Anwendung des ^{90}Yttrium-gekoppeltem Antikörpers gegen CEA - alleine oder in Kombination mit Zytostatika - Hoffnung auf ein mögliches Therapiekonzept bietet, sind weitere Studien, sinnvollerweise mit humanisiertem Antikörper erforderlich, um den Stellenwert dieses Therapieansatzes zu klären. Dies gilt auch für die Verwendung von ^{90}Yttrium-DOTATOC, mit dem bei Patienten mit neuroendokrinen Tumoren in etwa 30 % ein Therapieansprechen beobachtet wurde [20].

■ Bisphosphonate bei Skelettfiliae

Die Daten, die im Kap. 2.4.4. beschrieben wurden, sind ebenfalls auf das medulläre Schilddrüsenkarzinom anzuwenden, da in der Untersuchung von Vitale et al. keine Unterscheidung der histologischen Subtypen erfolgte [21].

3.3.5. Fazit

Das medulläre Schilddrüsenkarzinom gehört zu den wenig Zytostatika-sensiblen Tumoren. Ansprechraten in der Mono- und Kombinationstherapie liegen zwar zwischen 15 und 40 %, der Krankheitsverlauf wird jedoch nicht entscheidend beeinflusst. Eine systemische Chemotherapie ist daher nur nach Ausschöpfung aller chirurgischen Möglichkeiten bei metastasierter Erkrankung indiziert. Bei nur begrenzter Wirksamkeit der jeweiligen Therapien ist eine sorgfältige Abwägung von Effizienz und Nebenwirkung für den individuellen Patienten zu fordern.

Aufgrund der jeweils nur geringen Fallzahlen der Untersuchungen kann keine klare Empfehlung gegeben werden, welcher Therapie der Vorzug zu geben ist. Als Einzelsubstanzen sind Doxorubicin oder Cisplatin wahrscheinlich am effektivsten, Kombinationstherapien sollten Doxorubicin oder Dacarbacin enthalten. In einer Zusammenfassung der verschiedenen Studien von Orlandi et al. ergeben die Analysen weitgehend gleichwertige Ansprechraten für Monotherapie mit Doxorubicin und den verschiedenen Kombinationstherapien [22]. Die Entscheidung für eine Therapie sollte nur individuell, der Situation angepasst, erfolgen.

Symptomatische Patienten aufgrund einer Serotoninausschüttung können palliativ mit Somatostatin als Monosubstanz oder in Kombination mit Interferon-α behandelt werden. Die Indikation für eine Therapie mit Bisphosphonaten bei Skelettfiliae scheint gerechtfertigt.

Neuere Therapieansätze, wie ^{90}Yttrium-gekoppelte Antikörper gegen CEA eventuell in Kombination mit Zytostatika (-kombinationen), bieten möglicherweise eine Verbesserung der aktuellen Therapieoptionen, müssen sich jedoch erst in klinischen Studien bewähren.

Literatur

1. Ahuja S, Ernst H. Chemotherapy of thyroid carcinoma. J Endocrinol Invest 1987;10: 303-310.

2. Droz JP, Rougier P, Goddefroy V, Schlumberger M, Gardet P, Parmentier C. [Chemotherapy for medullary cancer of the thyroid. Phase II trials with adriamycin and cis-platinum administered as monochemotherapy]. Bull Cancer 1984;71: 195-199

3. Hoskin PJ, Harmer C. Chemotherapy for thyroid cancer. Radiother Oncol 1987;10: 187-194.

4. Shimaoka K, Schoenfeld DA, DeWys WD, Creech RH, DeConti R. A randomized trial of doxorubicin versus doxorubicin plus cisplatin in patients with advanced thyroid carcinoma. Cancer 1985;56: 2155-2160.

5. Orlandi F, Caraci P, Berruti A, Puligheddu B, Pivano G, Dogliotti L, Angeli A. Chemotherapy with dacarbazine and 5-fluorouracil in advanced medullary thyroid cancer. Ann Oncol 1994;5: 763-765.

6. Wu LT, Averbuch SD, Ball DW, de Bustros A, Baylin SB, McGuire WP, 3rd. Treatment of advanced medullary thyroid carcinoma with a combination of cyclophospha-

mide, vincristine, and dacarbazine. Cancer 1994;73: 432-436.

7. Schlumberger M, Abdelmoumene N, Delisle MJ, Couette JE. Treatment of advanced medullary thyroid cancer with an alternating combination of 5 FU-streptozocin and 5 FU-dacarbazine. The Groupe d'Etude des Tumeurs a Calcitonine (GETC). Br J Cancer 1995;71: 363-365.

8. Scherubl H, Raue F, Ziegler R. Combination chemotherapy of advanced medullary and differentiated thyroid cancer. Phase II study. J Cancer Res Clin Oncol 1990;116: 21-23

9. Reubi JC, Chayvialle JA, Franc B, Cohen R, Calmettes C, Modigliani E. Somatostatin receptors and somatostatin content in medullary thyroid carcinomas. Lab Invest 1991;64: 567-573.

10. Lamberts SW, Krenning EP, Reubi JC. The role of somatostatin and its analogs in the diagnosis and treatment of tumors. Endocr Rev 1991;12: 450-482.

11. Pacini F, Elisei R, Anelli S, Basolo F, Cola A, Pinchera A. Somatostatin in medullary thyroid cancer. In vitro and in vivo studies. Cancer 1989;63: 1189-1195.

12. Ahlman H, Tisell LE. The use of a long-acting somatostatin analogue in the treatment of advanced endocrine malignancies with gastrointestinal symptoms. Scand J Gastroenterol 1987;22: 938-942.

13. Guliana JM, Guillausseau PJ, Caron J, Siame-Mourot C, Calmettes C, Modigliani E. Effects of short-term subcutaneous administration of SMS 201-995 on calcitonin plasma levels in patients suffering from medullary thyroid carcinoma. Horm Metab Res 1989;21: 584-586.

14. Mahler C, Verhelst J, de Longueville M, Harris A. Long-term treatment of metastatic medullary thyroid carcinoma with the somatostatin analogue octreotide. Clin Endocrinol (Oxf) 1990;33: 261-269.

15. Modigliani E, Cohen R, Joannidis S, Siame-Mourot C, Guliana JM, Charpentier G, Cassuto D, Bentata Pessayre M, Tabarin A, Roger P, et al. Results of long-term continuous subcutaneous octreotide administration in 14 patients with medullary thyroid carcinoma. Clin Endocrinol (Oxf) 1992;36: 183-186.

16. Lupoli G, Cascone E, Arlotta F, Vitale G, Celentano L, Salvatore M, Lombardi G. Treatment of advanced medullary thyroid carcinoma with a combination of recombinant interferon alpha-2b and octreotide. Cancer 1996;78: 1114-1118.

17. Vitale G, Tagliaferri P, Caraglia M, Rampone E, Ciccarelli A, Bianco AR, Abbruzzese A, Lupoli G. Slow release lanreotide in combination with interferon-alpha2b in the treatment of symptomatic advanced medullary thyroid carcinoma. J Clin Endocrinol Metab 2000;85: 983-988.

18. Juweid ME, Hajjar G, Swayne LC, Sharkey RM, Suleiman S, Herskovic T, Pereira M, Rubin AD, Goldenberg DM. Phase I/II trial of (131)I-MN-14F(ab)2 anticarcinoembryonic antigen monoclonal antibody in the treatment of patients with metastatic medullary thyroid carcinoma. Cancer 1999;85: 1828-1842.

19. Stein R, Chen S, Reed L, Richel H, Goldenberg DM. Combining radioimmunotherapy and chemotherapy for treatment of medullary thyroid carcinoma: effectiveness of dacarbazine. Cancer 2002;94: 51-61.

20. Waldherr C, Pless M, Maecke HR, Schumacher T, Crazzolara A, Nitzsche EU, Haldemann A, Mueller-Brand J. Tumor response and clinical benefit in neuroendocrine tumors after 7.4 GBq (90)Y-DOTATOC. J Nucl Med 43; 2002: 610-6.

21. Vitale G, Fonderico F, Martignetti A, Caraglia M, Ciccarelli A, Nuzzo V, Abbruzzese A, Lupoli G. Pamidronate improves the quality of life and induces clinical remission of bone metastases in patients with thyroid cancer. Br J Cancer 2001;84: 1586-1590.

22. Orlandi F, Caraci P, Mussa A, Saggiorato E, Pancani G, Angeli A. Treatment of medullary thyroid carcinoma: an update. Endocr Relat Cancer 2001;8: 135-147.

3.4. Nachsorge des medullären Schilddrüsenkarzinoms

3.4.1. Einführung

Medulläre Karzinome (MTC) treten sporadisch oder in ungefähr einem Viertel bis einem Drittel der Fälle familiär auf. Die familiären Formen können ohne, aber auch mit weiteren Endokrinopathien im Rahmen der MEN 2 Erkrankungen assoziiert sein (s.a. Kap. 1.). Wie in den vorhergehenden Kapiteln bereits ausgeführt, besteht die einzige kurative Therapieoption sowohl bei den sporadischen wie den hereditären Tumoren in der vollständigen operativen Entfernung aller Karzinomzellen. Selbst bei einer Primärtumorgröße von unter einem Zentimeter treten in bis zu 10 % der Fälle Lymphknotenmetastasen auf und bei bereits klinisch fassbaren Tumoren in über 90 %. Daher ist die Thyreoidektomie mit zervikaler und gegebenenfalls auch mediastinaler Lymphknotendissektion Therapie der Wahl (s. Kap. 3.1.). Grundpfeiler der Nachsorge medullärer Schilddrüsenkarzinome ist die Bestimmung der Tumormarker, insbesondere von Kalzitonin (basal und stimuliert) [3]. Im Falle eines pathologischen Befundes eignen sich neben der obligaten sonomorphologischen Kontrolle des Halsbereiches mehrere radiologische und szintigraphische Untersuchungsverfahren zur Lokalisationsdiagnostik. Im Falle eines hereditären Karzinoms muss die Nachsorge zudem auch entsprechend dem vorliegenden Phänotyp die Diagnostik begleitender Tumoren beinhalten.

3.4.2. Tumormarker

■ Kalzitonin

Kalzitonin, auch Thyreokalzitonin genannt, ist ein Peptid, das aus 32 Aminosäuren besteht. Kalzitonin senkt den Plasmakalziumspiegel. Es entsteht durch proteolytische Prozessierung aus einem Präkursor. Das Kalzitonin-Gen kodiert zudem für ein Kalzitoningen-verwandtes Polypeptid (CGRP). Durch alternierendes Spleißen wird im Hypothalamus CRGP-mRNA, in den C-Zellen der Schilddrüse aber Kalzitonin-mRNA gebildet. Kalzitonin findet sich auch in weiteren Geweben wie Lunge, Leber, Dünndarm; das extrathyreoidal gebildete Kalzitonin trägt jedoch nicht zu den gemessenen Plasmaspiegeln bei. Kalzitonin wird bei Patienten mit MTC erhöht bestimmt, wobei die gemessenen Kalzitoninkonzentrationen zur Tumormasse korrelieren [3]. CGRP wird nur erhöht gemessen, wenn auch Kalzitonin erhöht ist, weshalb bislang kein klinischer Nutzen einer zusätzlichen CGRP-Bestimmung belegt ist. Die Bestimmung von Kalzitonin im Blut erfolgt heute mittels two-site Immuno-Assays, meist mit zwei monoklonalen Antikörpern und einer hohen Spezifität für monomeres Kalzitonin. Im Blut nicht erkrankter Menschen wie auch von Patienten mit MTC zirkulieren verschiedene Formen von Kalzitonin, deren Molekulargewicht zwischen 3400 (monomeres) und 70000 (polymeres) Dalton liegt. Blutproben, die nicht gleich gemessen werden, sollten im Kühlschrank gelagert werden. Von den Herstellern der Kalzitoninteste wird empfohlen, dass jedes Labor eigene Normbereiche erstellt; generell gilt jedoch, dass die Werte für Männer sowohl basal wie auch stimuliert (s.u. Pentagastrintest) höher als für Frauen sind.

In der postoperativen Nachsorge von Patienten mit MTC kommt Kalzitonin seit Jahrzehnten eine zentrale Bedeutung sowohl hinsichtlich der Verlaufsbeobachtung wie auch der Lokalisationsdiagnostik zu. Nach Thyreoidektomie sollte der Kalzitoninspiegel nicht mehr messbar sein, bzw. den Normbereich nicht mehr überschreiten. Frühe postoperative Bestimmungen können noch falsch positive Werte anzeigen, insbesondere wenn die präoperativ bestimmten Kalzitoninkonzentrationen deutlich erhöht waren. Spätestens zwei Monate postoperativ sollten jedoch valide Bestimmungen erfolgen können.

Die Kalzitoninsekretion wird primär durch die extrazelluläre Kalziumkonzentration reguliert; Pentagastrin, β-Sympathomimetika, GRH (growth hormone releasing hormone) und verschiedene gastrointestinale Peptide stimulieren die Kalzitoninausschüttung.

Als Stimulationstest für Kalzitonin wird der sogenannte **Pentagastrintest** eingesetzt. Über eine liegende Kanüle werden zunächst eine Blutprobe zur Bestimmung des basalen Kalzitonins gewonnen und anschließend 0,5 µg Pentagastrin pro kg Körpergewicht rasch intravenös appliziert. Nach 2 und 5 Minuten erfolgen erneute Blutabnahmen zur Bestimmung der stimulierten Werte. Als Nebenwirkungen werden häufig eine vermehrte Schweißneigung, Übelkeit, Tachy- aber auch Bradykardie beobachtet, die jedoch nur sehr kurz anhalten. Klinisch ist der Pentagastrintest bei normalen oder im Graubereich gelegenen basalen Kalzitoninwerten von Bedeutung, aber auch zur Abklärung eventuell falsch erhöhter Werte. Typischerweise findet sich bei denen in Tab. 3.2 aufgelisteten Ursachen für eine Hyperkalzitoninämie ohne MTC keine Stimulierbarkeit von Kalzitonin. Auch konnte durch den Pentagastrintest die Sensitivität der Diagnostik des hereditären MTC gesteigert und die Prognose dieser Patienten verbessert werden. Durch den molekularbiologischen Nachweis von Mutationen im RET-Protoonkogen und die Empfehlung zu einer frühzeitigen prophylaktischen Thyreoidektomie (s. Tab. 3.1) tritt diese Indikation zunehmend in den Hintergrund. In den Fällen hingegen, in denen Patienten ein molekulargenetisches Screening ablehnen oder eine Operation aufschieben wollen, aber auch präoperativ ist der Test weiterhin indiziert. Inwieweit der Pentagastrintest bei Kontraindikationen oder unerwünschten Nebenwirkungen durch einen Omeprazol-Provokationstest ersetzt werden kann, ist bislang nicht hinreichend geklärt [14].

3.4. Nachsorge des medullären Schilddrüsenkarzinoms

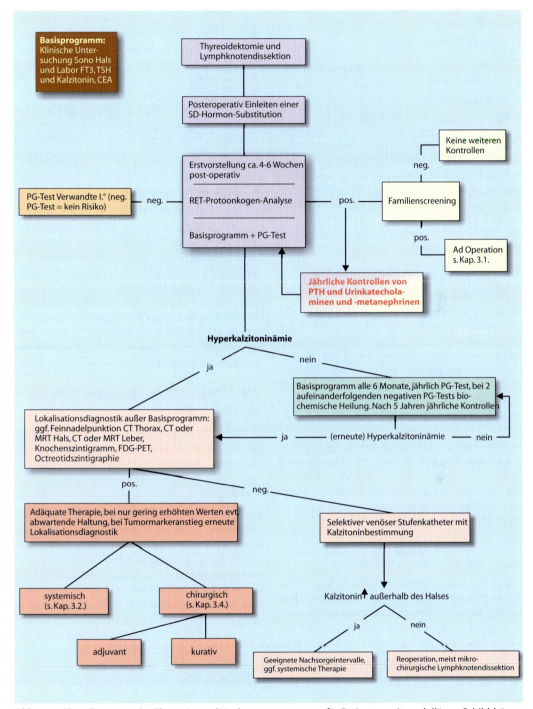

Abb. 3.1: Flussdiagramm des Therapie- und Nachsorgeprogramms für Patienten mit medullärem Schilddrüsenkarzinom (PG = Pentagastrinstimulationstest).

- C-Zell-Hyperplasie
- terminale Niereninsuffizienz
- Hämodialyse
- Schwangerschaft
- starke körperliche Belastung
- Pseudohypoparathyreoidismus Typ Ia
- neuroendokrine Tumoren
- Mamma-, Bronchialkarzinom
- Autoimmunthyreoiditis
- differenziertes Schilddrüsenkarzinom
- Assay-Artefakt

Tab. 3.2: Mögliche Ursachen für eine Hyperkalzitoninämie ohne MTC.

■ Karzinoembryonales Antigen (CEA)

CEA ist ein Glykoprotein, das zu den onkofetalen Antigenen gehört. Als onkofetale Antigene bezeichnet man immunologische Substanzen, die sich in verschiedenen embryonalen Geweben nachweisen lassen, jedoch in Geweben von Erwachsenen gar nicht oder nur in geringen Mengen gefunden werden. CEA wird von medullären Schilddrüsenkarzinomen produziert, aber ebenso bei anderen Adenokarzinomen wie Kolon-, Pankreas-, Lungen-, Mamma- und ovariellen Karzinomen. Auch bei Gewebsnekrosen, Pankreatitis, Hepatitis, entzündlichen Darmerkrankungen und bei Rauchern werden erhöhte CEA-Spiegel gemessen. Die Serum-CEA-Konzentrationen sind weder bei C-Zellhyperplasie erhöht, noch lassen sie sich durch Pentagastrin stimulieren. Bei Patienten mit MTC besteht keine enge Korrelation zwischen Kalzitonin- und CEA-Spiegel [2]. Da CEA weniger sensitiv und spezifisch für das MTC ist, eignet es sich nicht für die präoperative Diagnostik, sondern nur für die Nachsorge des MTC. Erhöhte CEA-Spiegel, insbesondere aber ein rapider Anstieg scheinen mit einer schlechteren Prognose verbunden zu sein und zeigen auf jeden Fall einen Progress der Erkrankung an [11].

Patienten mit zwei im Jahresabstand aufeinander folgenden negativen Pentagastrin-Stimulationstesten haben ein sehr geringes Risiko einer residuellen Erkrankung und können als tumorfrei gelten. Bei unauffälligem basalen und stimulierten Kalzitonin und CEA-Werten sollten die Nachsorgetermine von Patienten mit MTC in den ersten 5 Jahren halbjährlich, später jährlich verabredet werden. Im Falle einer hereditären Erkrankung sollten jährliche Screeninguntersuchungen für Phäochromozytome und Hyperparathyreoidismus erfolgen. Hierfür werden die Urinkatecholamine und -metanephrine im 24h-Sammelurin bestimmt beziehungsweise der Parathormonspiegel im Blut. Abb. 3.1 zeigt ein Flussdiagramm, das das diagnostische und therapeutische Vorgehen bei Patienten mit medullärem Schilddrüsenkarzinom zusammenfasst.

■ Weitere Tumormarker

Neuronen-spezifische Enolase, Chromogranin A, Vasoaktives-intestinales-Peptid, Neurotensin, Somatostatin, Proopiomelanokortin und Gastrinreleasing-Peptid sind weitere Tumormarker [7], die bei neuroendokrinen Tumoren gefunden werden. Bislang besitzen sie für die Diagnose oder auch Verlaufsbeobachtung allerdings ebenso wenig Bedeutung wie der Nachweis von mRNA von Kalzitonin oder CEA mittels RT-PCR (reverse transcription- polymerase chain reaction) im Blut von Patienten mit MTC.

3.4.3. Persistierende/erneute Hyperkalzitoninämie

Präoperative Kalzitonin-Spiegel korrelieren mit der Tumorgröße, daher scheinen nur leicht erhöhte Tumormarkerspiegel häufiger mit einer postoperativen Kalzitoninnormalisierung einherzugehen [3].

Die Mehrzahl von Patienten mit sporadischem medullärem Schilddrüsenkarzinom leidet allerdings unter einem Tumor, der bereits bei Diagnosestellung in zumindest ein Lymphknotenkompartment metastasiert ist. Machens et al. konnten zeigen, dass die Anzahl von Lymphknotenmetastasen mit den befallenen Lymphknotenkompartimenten, mit der Höhe der postoperativen basalen und stimulierten Kalzitoninwerte und auch mit der Wahrscheinlichkeit einer Fernmetastasierung korrelierte [6]. Die hohe Sensitivität der Kalzitoninbestimmung –insbesondere stimuliert- führt anders als bei den meisten anderen soliden Tumoren zur frühzeitigen Detektion einer noch subklinischen (mikroskopischen) residuellen Erkrankung. Ungeachtet eines adäquaten chirurgischen Vorgehens können wohl auf Grund der bereits oben beschriebenen frühzeitigen extrathyreoida-

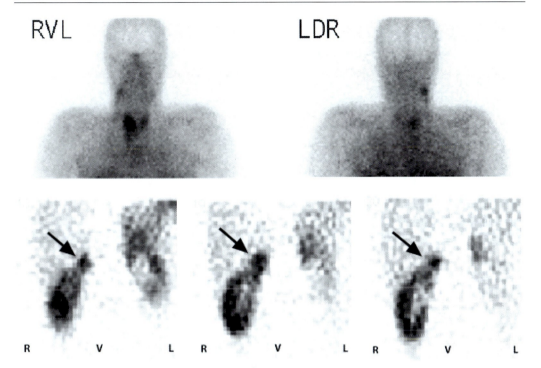

Abb. 3.2: 27 jähriger Patient mit MEN 2B. Mittels der Somatostatin-Rezeptor-Szintigraphie ließen sich nicht nur die multifokalen Primärtumoren in der Schilddrüse darstellen, sondern auch zervikale Lymphknotenmetastasen (oben) und ein Phäochromozytom in der rechten Nebenniere (unten: SPECT der Nierenregion).

len Tumorausbreitung nur ca. 50 % der Patienten postoperativ auch als biochemisch geheilt angesehen werden. Eine persistierende Hyperkalzitoninämie stellt somit bei Patienten mit MTC ein erhebliches diagnostisches aber auch therapeutisches Problem dar. Gering erhöhte Werte für Kalzitonin sind dabei indikativ für lokal verbliebenes Tumorgewebe (Schilddrüsenloge, zervikale/mediastinale Lymphknotenstationen), deutliche Kalzitonin- und eventuell auch CEA-Erhöhungen sprechen eher für eine Fernmetastasierung, die bevorzugt in Leber, Lunge und Knochen auftritt. Da zumindest Patienten mit lediglich lokal verbliebenem Tumorgewebe durch eine erneute Operation - meist in Form eines mikrochirurgischen Reeingriffes - (s. Kap. 3.4.1.) geheilt werden können [5], zwingt eine postoperative Hyperkalzitoninämie zu einer aufwendigen Lokalisationsdiagnostik. Dabei steigt die Treffsicherheit in der Detektion von Tumorlokalisationen mit der Höhe der Kalzitonin- bzw. CEA-Spiegel an. Bei allen diagnostischen und auch therapeutischen Interventionen darf jedoch nicht übersehen werden, dass nach einer Analyse des Registers für medulläre Karzinome in Deutschland die Prognose des medullären Schilddrüsenkarzinoms mit einer 5-Jahres Überlebensrate von 87 % und einer 10-Jahres Überlebensrate von 76 % gut ist [8]. Selbst bei Patienten mit postoperativ erhöhten Kalzitoninwerten konnten nach adäquater Primärtherapie 10-Jahres Überlebensraten bis zu 86 % beobachtet werden [13].

■ Bildgebung

Die routinemäßige Nachsorge (Basisprogramm) von Patienten mit MTC schließt neben dem klinischen Untersuchungsbefund, der Bestimmung der Schilddrüsenhormonparameter und der Tumormarker Kalzitonin und CEA die Sonographie des Halses und der Leber ein. Bei hereditären Karzinomen ist zudem auch die Nieren-/Nebennierenloge zu begutachten. Auf Grund der bevorzugten Metastasierungswege des medullären Schilddrüsenkarzinoms werden bei erhöhtem postoperativen Kalzitonin initial neben dem Basisprogramm auch eine Computer- oder Kernspintomographie von Hals, Thorax und Abdomen sowie eine Skelettszintigraphie eingesetzt. Eine besondere Herausforderung stellt dabei die Diagnostik von Lebermetastasen dar, die sich häufig laparoskopisch als 1-5 mm kleine, helle Knötchen subkapsulär an der Leberoberfläche darstellen [12], nicht nur wegen der geringen Größe, sondern auch wegen des Kontrastverhaltens, das dem der häufig vorkommenden Hämangiome ähnelt. Führen diese Untersuchungen zu einem negativen oder nicht eindeutigen Befund, steht eine Vielzahl von nuklearmedizinischen Techniken zur Verfügung (Szintigraphie mit Thallium-201-Chlorid, Technetium-99m-Sestamibi oder -Tetrofosmin, Gallium-67-Citrat, I-123-Metaiodbenzylguanidin, Indium-111-Octreotide, pentavalentem Dimercaptosuccinat (Tc-99m(V)-DMSA), von denen sich aber nur das Somatostatinanalogon Octreotide in der klinischen Routine durchgesetzt hat [10]. Der Nachweis von Somatostatinrezeptoren kann als Basis für eine mögliche Therapie mit Somatostatinanaloga dienen. Abb. 3.2 zeigt das Ergebnis der Indium-111-Octreotide-Szintigraphie bei einem Patienten mit MEN 2B.

Insgesamt erweisen sich die szintigraphischen Verfahren der modernen Spiral-CT und kontrastmittelunterstützten MRT hinsichtlich der Sensitivität eher als unterlegen. Demgegenüber bieten szintigraphische Verfahren den prinzipiellen Vorteil, auch mögliche Therapiewege aufzuzeigen. So konnten bei fortgeschrittenen Tumoren durchaus Remissionen durch den Einsatz von radioaktiv markierten Anti-CEA-Antikörpern, Cholezystokinin, (CCK)-B/Minigastrin-Rezeptorliganden oder auch Yttrium-90-DOTA-Konjugaten (Somatostatin-Rezeptor-Liganden) erzielt werden [1].

Falls mit den konventionellen Methoden einschließlich der Szintigraphien kein Tumornachweis gelingt, stellt sich die Indikation zur Positronen-Emissions-Tomographie (PET). Verglichen mit der konventionellen nuklearmedizinischen Diagnostik, wo bestenfalls auch mit SPECT-Technik (s. Abb. 3.2) ein Auflösungsvermögen von 1 – 1,5 cm erzielt werden kann, bietet die PET die Möglichkeit auch kleinere Strukturen darzustellen. Die Sensitivität der mit radioaktiv markierter Glukose (F-18-FDG) durchgeführten PET liegt mit bis zu 80 % höher als die konventioneller Methoden [4]. Ein weiterer vielversprechender PET-Tracer zur Lokalisation neuroendokriner Tumoren ist F-18-DOPA, zuverlässige Untersuchungen zum Einsatz beim MTC liegen jedoch noch nicht vor.

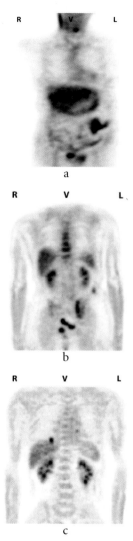

Abb. 3.3: F-18-FDG-P-PET beim MTC. Bei einem Patienten zeigt **a:** eine zervikale Lymphknotenmetastase, **b:** eine Metastase im linken Ileosakralgelenk und **c:** eine knapp supradiaphragmal gelegene Lungenmetastase rechts.

Bei Patienten mit MEN-Erkrankung eignet sich die MIBG-Szintigraphie in Kombination mit der Bestimmung der Urinkatecholamine (s.a. Kap. 3.4.3.), um Phäochromozytome nachzuweisen und zu lokalisieren. Abb. 3.4 zeigt den selben Patienten wie Abb. 3.2, bei dem ein Phäochromozytom der rechten Nebenniere diagnostiziert und inzwischen auch erfolgreich operiert wurde.

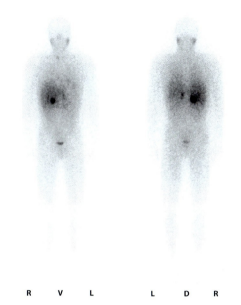

Abb. 3.4: 27 jähriger Patient mit MEN 2B. Die Szintigraphie mit ^{123}I-MIBG zeigt eine Raumforderung in der rechten Nebennierenloge, die einem Phäochromozytom entspricht.

■ Selektiver Venenkatheter

Wenn alle Lokalisationsversuche kein verwertbares Ergebnis erbracht haben sollten, insbesondere aber vor einer Reoperation ist als invasive Diagnostik ein selektiver venöser Venenkatheter zur Etagenblutentnahme sinnvoll. Die Katheterisierung erfolgt zumeist transfemoral und selektive Blutproben werden zur Kalzitoninbestimmung aus hepatischen Venen, der Vena cava superior und inferior, den Jugular- und Mediastinalvenen entnommen. Die Sensitivität der Untersuchung kann noch durch Pentagastrinstimulation gesteigert werden. Relativ höhere Werte im Lebervenenblut machen eine Mikrometastasierung in die Leber wahrscheinlich [5]. Ergeben die Laborwerte jedoch keine Hinweise für eine Fernmetastasierung steigt die Möglichkeit einer kurativen Reoperation (s. Kap. 3.1.). Dann ist auch der Versuch einer Seitenlokalisation der vermuteten verbliebenen zervikalen Tumormasse durch getrennte Auswertung der Blutentnahmen aus rechter und linker Jugularvene sinnvoll.

Bis zu 1/3 der Patienten mit fortgeschrittenem MTC leiden unter einer Diarrhö. Ursächlich scheinen neben erhöhten Kalzitoninwerten auch die vermehrte Ausschüttung von Prostaglandinen und weiteren bereits im Kapitel Tumormarker benannten Hormonen. Die symptomatische Therapie schließt hier neben palliativen operativen Ansätzen vor allem die Gabe von Somatostatin oder Tinctura opii ein. Selten kann es auch durch ektope Produktion von ACTH (adreno-kortikotropes-Hormon) zu einem Cushing-Syndrom kommen, das mittels bilateraler Adrenalektomie geheilt werden kann.

Literatur

1. Behr TM, Behe M, Angerstein C, Gratz S, Mach R, Hagemann L, Jenner N, Stiehler M, Frank-Raue K, Raue F, Becker W. Cholecystokinin-B/gastrin receptor binding peptides: preclinical development and evaluation of their diagnostic and therapeutic potential. Clin Cancer Res 1999;5(10 Suppl):3124s-3138s.

2. Busnardo B, Girelli ME, Simioni N, Nacamulli D, Busetto E. Nonparallel patterns of Calcitonin and carcinoembryonic antigen levels in the follow-up of medullary thyroid carcinoma. Cancer 1984;53:278-285.

3. Brandi ML, Gagel RF, Angeli A, Bilezikian JP, Beck-Peccoz P, Bordi C, Conte-Devolx B, Falchetti A, Gheri RG, Libroia A, Lips CJM, Lombardi G, Mannelli M, Pacini F, Ponder BAJ, Raue F, Skogseid B, Tamburrano G, Thakker RV, Thompson NW, Tomassetti P, Tonelli F, Wells SA, Marx SJ. Guidelines for diagnosis and therapy of MEN type 1 and type 2. J Clin Endocrinol Metabol 2001;86:5658-5671.

4. Diehl M, Risse JH, Brandt-Mainz K, Dietlein M, Bohuslavizki KH, Matheja P, Lange H, Bredow J, Korber C, Grunwald F. Fluorine-18 fluorodeoxyglucose positron emission tomography in medullary thyroid cancer: results of a multicentre study. Eur J Nucl Med 2001;28:1671-6.

5. Evans DB, Fleming JB, Lee JE, Cote G, Gagel RF. The surgical treatment of medullary thyroid carcinoma. Semin Surg Oncol 1999;16:50-63.

6. Machens A, Gimm O, Ukkat J, Hinze R, Schneyer U, Dralle H. Improved prediction of calcitonin normalization in medullary thyroid carcinoma patients by quantitative lymph node analysis. Cancer 2000; 88:1909-15.

7. Metz-Boutigue MH, Garcia Sablone P, Hogue Angeletti R, Aunis D. Intracellular and extracellular processing of chromogranin-A-determination of cleavage sites. Eur J Biochem 1993;217: 247-255.

8. Raue F. German medullary thyroid carcinoma/multiple endocrine neoplasia registry. Langenbecks Arch Surg 1998; 383: 334-336.

9. Raue F, Grauer A. Determination of tumor markers in diagnosis and follow-up of patients with medullary thyroid carcinoma. Exp Clin Endocrinol 1994;102: 67-73.

10. Rendl J, Reiners Chr. Etablierte nuklearmedizinische Verfahren zur Lokalisationsdiagnostik des medullären Schilddrüsenkarzinoms. In: Feldkamp J, Scherbaum WA, Schott M eds. Medulläres Schilddrüsenkarzinom. Berlin, New York: Walter de Gruyter, 2002:19-32.

11. Saad MF, Fritsche HA, Samaan NA. Diagnostic and prognostic values of carcinoembryonic antigen in medullary carcinoma of the thyroid. J Clin Endocrinol Metab 1984;58:889-894.

12. Tung WS, Vesely TM, Moley JF. Laparoscopic detection of hepatic metastases in patients with residual or recurrent medullary thyroid cancer. Surgery 1995;118:1024-9.

13. Van Heerden JA, Grant CS, Gharib H, Hay ID, Ilstrup DM. Long-term course of patients with persistent hypercalcitoninemia after apparent curative primary surgery for medullary thyroid carcinoma. Ann Surg 1990;212:395-400.

14. Vitale G, Ciccarelli A, Caraglia M, Galderisi M, Rossi R, Del Prete S, Abbruzzese A, Lupoli G. Comparison of two provocative tests for calcitonin in medullary thyroid carcinoma: omeprazole vs pentagastrin. Clinical Chemistry 2002;48:1505-1510.

Das anaplastische Schilddrüsenkarzinom

4. Das anaplastische Schilddrüsenkarzinom

4.1. Operatives Vorgehen

Beim anaplastischen Schilddrüsenkarzinom muss sich die chirurgische Therapie nach den individuellen Gegebenheiten richten. Eine radikale Tumorresektion wird – soweit wie möglich – angestrebt. Bei den häufig organüberschreitenden Tumoren kann jedoch auch einer primären Radiochemotherapie – evtl. gefolgt von einer Operation – der Vorzug gegeben werden [1]. Aus den klinischen Symptomen einer Kompression von Trachea und Ösophagus ergibt sich die Notwendigkeit einer effektiven lokalen Therapie, um dem betroffenen Patienten vor dem akuten Erstickungstod zu bewahren und eine größtmögliche Lebensqualität zu erhalten [2]. Eine möglichst radikale Tumorresektion scheint zu besseren Ergebnissen zu führen als eine nur palliative Tumorreduktion [3].

Literatur

1. Tennvall J, Lundell G, Hallquist A: Combined doxorubicin, hyperfractionated radiotherapy, and surgery in anaplastic thyroid carcinoma. Report on two protocols. The Swedish Anaplastic Thyroid Cancer Group. Cancer 1994;74: 1348-1354.

2. Sautter-Bihl ML, Reiners C: Schilddrüse. In: Sack H (Hrsg.): Radioonkologie. Zuckschwerdt München 2003 (im Druck).

3. Scheumann GF, Wegener G, Dralle H: Radikale chirurgische Intervention mit konventioneller Radiatio versus multimodalem Therapieschema beim undifferenzierten Schilddrüsenkarzinom. Wien Klin Wochenschr 1990;102: 271-273.

4.2. Perkutane Strahlentherapie

4.2.1. Einführung

Anaplastische Schilddrüsenkarzinome zeigen ein lokal aggressives Wachstum, aber auch eine rasche Fernmetastasierung, die bei fast allen Patienten im Verlauf der Erkrankung eintritt und am häufigsten die Lunge betrifft.

4.2.2. Indikationen

Da die anaplastischen Karzinome keine Fähigkeit zur Iodspeicherung besitzen, ist eine Radioiodtherapie unwirksam. Dies gilt nicht für Misch- und Doppelkarzinome, bei denen die nicht-iodspeichernden anaplastischen Anteile von den daneben liegenden speichernden differenzierten Anteilen mitbestrahlt werden. Es besteht grundsätzlich die Indikation zur perkutanen Bestrahlung, unabhängig vom Stadium und unabhängig davon, ob eine Thyreoidektomie durchgeführt wurde. Eine radikale Resektion wirkt sich jedoch günstig auf die Prognose aus.

Aufgrund der Aggressivität der Erkrankung mit rasch eintretender Fernmetastasierung ist das Ziel der Behandlung letztlich palliativ, um einen Erstickungstod durch lokalen Progress zu verhindern.

Häufig liegt eine Tumorteilresektion mit Anlage eines Tracheostomas vor. Die Bestrahlung soll aufgrund des rasanten Tumorwachstums möglichst schnell nach der postoperativen Erholung einsetzen (ab dem 10. postoperativen Tag).

4.2.3. Bestrahlungsplanung und Festlegung des Zielvolumens

Bei der Festlegung des Zielvolumens und der Wahl der Bestrahlungstechnik und -dosis muss wegen der geringen Heilungsaussichten und der oft eingeschränkten Kooperationsfähigkeit der Patienten (hohes Alter, Ruhedyspnoe, Komorbiditäten) auf eine möglichst geringe Belastung des Patienten geachtet werden. Dies bedeutet, sowohl die Zeitdauer einer Bestrahlungssitzung als auch die Gesamtbehandlungsdauer möglichst kurz zu halten und auch Akutnebenwirkungen zu reduzieren. Demzufolge wird abhängig von der jeweiligen Situation das Zielvolumen eher knapp gefasst und die Technik in der Komplexität begrenzt.

4.2.4. Dosierung

Die Unterscheidung in einen kurativen oder palliativen Therapieansatz ist willkürlich, da die aggressive Tumorbiologie mit rascher und frühzeitiger Streuung oft schon Lungenmetastasen bei Therapiebeginn zeigt oder diese noch unter Lokaltherapie nachweisbar werden. Oberstes Prinzip ist eine schonende Behandlung!

Trotzdem sind recht hohe Dosen über 50 Gy (normfraktioniert über 5 Wochen) indiziert, um zumindest eine lokale Kontrolle über den Krankheitsverlauf zu erreichen [1]. Um einen raschen Erfolg zu erzielen und die Therapiedauer angesichts der begrenzten Lebenserwartung der Patienten abzukürzen, sind alternative Fraktionierungsschemata mit höheren Einzeldosen gerechtfertigt (Hypofraktionierung), z.B. 3 Gy Einzeldosis bis zur Gesamtdosis von 45 Gy oder zweimal tägliche Bestrahlungen (Hyperfraktionierung). Hierbei treten jedoch verstärkte Akutreaktionen im Bereich der Schleimhäute auf. Bei der Bestrahlungsplanung muß die Rückenmarktoleranzdosis von 40–45 Gy eingehalten werden.

Etwas günstigere Ergebnisse wurden mit einer simultanen Radiochemotherapie berichtet, wobei relativ niedrig dosierte wöchentliche Gaben von Anthrazyklinen (Doxorubicin oder Mitoxantron) oder die Kombination Mitoxantron und Cisplatin zur Anwendung kamen. Die Schleimhauttoxizität ist bei diesen Schemata deutlich erhöht.

4.2.5. Risikoorgane und Nebenwirkungen, supportive Therapie

Eine Trachcotomie ist in vielen Fällen erforderlich oder wird im Rahmen der zur histologischen Sicherung führenden Operation angelegt. Eine hochkalorische Ernährung verbessert Allgemeinzustand und subjektives Befinden. Unter Umständen ist eine frühzeitige PEG (perkutane endoskopische Gastrostomie) sinnvoll, um die Probleme einer intravenösen Ernährung zu vermeiden. Für den Patienten stehen reversible Schluckbeschwerden im Vordergrund, die als Folge der Schleimhautreaktion ab der dritten Behandlungswoche auftreten und zwei bis drei Wochen nach Ende der Bestrahlung wieder abklingen.

Langzeitnebenwirkungen stellen aufgrund der beschränkten Prognose und der gewählten Gesamtdosen kein reales Problem dar.

4.2.6. Studien/Ergebnisse

Die 5-Jahresüberlebensrate liegt bei unselektionierten Patienten unter 15 %, wobei die meisten Patienten an einer Fernmetastasierung versterben.

Nach alleiniger perkutaner Bestrahlung fand Greefield [2] ein 3-Jahresüberleben von 8 %. In historischen Kollektiven bestand teilweise eine Vermischung mit auf die Schilddrüse begrenzten hochmalignen Lymphomen mit deutlich besserer Prognose, deren allein lichtmikroskopische Abgrenzung zum anaplastischen Schilddrüsenkarzinom schwierig sein kann.

Die lokale Kontrolle über den Krankheitsverlauf betrug bei Levendag [1] 14 % nach alleiniger Strahlentherapie, jedoch 29 % nach vorausgegangener Operation (R1/R2-Resektion) und war abhängig von der applizierten Dosis. Auch nach Junor et al [3] ist die Überlebensrate nach Applikation von Gesamtdosen über 50 Gy höher als bei geringerer Dosierung, partielle und komplette Remissionen traten bei 42 % bzw. 40 % ein. Nach simultaner Radiochemotherapie wurden in kleinen Serien komplette Remissionen und Langzeitüberlebensraten bis zu 30 % berichtet.

Literatur

1. Levendag PC, De Porre PM, van Putten WLJ. Anaplastic carcinoma of the thyroid gland treated by radiotherapy. Int J Radiat Oncol Biol Phys 1993; 26: 125-128.

2. Greenfield LD. Thyroid cancer. The role of radiation therapy in treatment. Int J Radiat Oncol Biol Phys 1977; 2: (suppl.2): 131-136.

3. Junor EJ, Paul J, Reed NS. Anaplastic thyroid carcinoma: 91 patients treated by surgery and radiotherapy. Eur J Surg Oncol 1992; 18: 83-88.

4. Reiners C, Stuschke M, Schmoll HJ. Schilddrüsenkarzinom. In: Schmoll HJ, Höffken K, Possinger K eds. Kompendium Internistische Onkologie. Berlin, Heidelberg, New York: Springer 1997.

5. Haigh PI, Ituarte PH, Treseler PA, Posner MD, Quivey JM, Duh QY, Clark OH. Completely resected anaplastic thyroid carcinoma combined with adjuvant chemotherapy and irradiation is associated with prolonged survival. Cancer 2001; 91: 2335-2342.

6. Sautter-Bihl ML. Hat die perkutane Strahlentherapie einen Stellenwert in der Behandlung des Schilddrüsenkarzinoms? Onkologe 1997; 3:48-54.

7. Grigsby PW, Luk KH. Thyroid. In: Perez CA, Brady LW eds. Principles and Practice of Radiation Oncology. Philadelphia: Lippincott 1997.

4.3. Stellenwert der systemischen Chemotherapie

4.3.1. Einleitung

Undifferenzierte anaplastische Karzinome stellen nur einen geringen Prozentsatz der Schilddrüsenkarzinome mit ca. 3-5 %. Sie sind hochmaligne Erkrankungen, sie wachsen schnell und infiltrieren frühzeitig umliegendes Gewebe. Das aggressive Verhalten hat eine sehr schlechte Prognose der meist älteren Patienten zur Folge. Es wird daher prinzipiell von einem Stadium IV nach AJCC ausgegangen. Bei Primärdiagnose haben bereits 25 bis 50 % der Patienten eine pulmonale Metastasierung. Die Prognose wird jedoch von der lokalen Kontrollierbarkeit bestimmt. Bei der therapeutischen Strategie hat daher die aggressive lokale Kontrolle der Erkrankung Priorität. Da jedoch weder Chirurgie, noch Strahlentherapie oder Chemotherapie allein die Prognose der Patienten entscheidend beeinflussen, wird eine multimodale Therapiestrategie verfolgt. Der Stellenwert der Zytostatika wird im Folgenden dargestellt.

4.3.2. Einzelsubstanzen

■ **Doxorubicin**

Doxorubicin ist die Einzelsubstanz, für die beim anaplastischen Schilddrüsenkarzinom die meisten Untersuchungen existieren. In der Literaturübersicht von Ahuja et al. [1] ergab die Analyse Ansprechraten von 22 %. Hierfür wurden 6 verschiedene Publikationen mit 8 bis 21 Patienten zusammengefasst. Die Doxorubicindosis betrug 25 bis 150 mg/m^2 alle 3 Wochen, wobei als effektive Dosis 60 bis 90 mg/m^2 alle 3 Wochen anzunehmen ist. Das Gesamtüberleben scheint jedoch nicht durch die Doxorubicinmonotherapie beeinflusst.

■ **Paclitaxel**

Nach erfolgversprechenden präklinischen Daten zeigte eine Phase-II Studie an 19 auswertbaren Patienten mit metastasiertem anaplastischen Schilddrüsenkarzinom eine Remission in 53 % bei der Therapie mit Paclitaxel in einer Dosis von 120 mg/m^2 (7 Patienten) oder 140 mg/m^2 (12 Patienten) als 96 h-Dauerinfusion alle 3 Wochen. Auch wenn das Überleben der Patienten durch diese Therapie nicht beeinflusst wurde, sind die Remissionsraten anderer Chemotherapien möglicherweise überlegen.

■ **Platinderivate**

Für die Monotherapie liegen nur wenig Daten vor. Die Analyse der mit Platin therapierten Patientengruppe in der Arbeit von Hoskin et al. ergab ein Ansprechen bei 2 von 7 Patienten mit anaplastischem Karzinom [2], ohne Erreichen einer kompletten Remission oder Einfluss auf das Gesamtüberleben.

■ **Weitere Substanzen**

Für die vorwiegend in der Kombinationsbehandlung eingesetzten Zytostatika (Bleomycin, Cyclophosphamid, 5-Fluorouracil, Methotrexat) liegen als Monotherapien keine aussagekräftigen Daten bezüglich der Wirksamkeit beim anaplastischen Schilddrüsenkarzinom vor.

4.3.3. Kombinationschemotherapien

Die Gruppe der anaplastischen Karzinome zeigte in der Untersuchung von Shimaoka et al. ein nur geringes Ansprechen auf die Doxorubicin-Monotherapie (partielle Remission in 1 von 21 Patienten), wohingegen 6 von 18 Patienten, die mit der Kombination Doxorubicin und Cisplatin therapiert wurden, Remissionen erreichten. In 3 Fällen war sogar eine komplette Remission erzielt worden [3]. Berichte weiterer Kombinationschemotherapien erfolgten meist für eine Sammlung verschiedener histologischer Schilddrüsenkarzinomtypen, so dass die Aussage nicht einfach auf das anaplastische Karzinom übertragbar ist. Bei den jeweiligen Subgruppenanalysen konnte jedoch für keine Zytostatikakombination eine eindeutige Wirkung auf das anaplastische Karzinom gezeigt werden [2, 4].

4.3.4. Kombinierte Radio-Chemotherapie

In Verbindung mit lokaler Kontrolle durch die Strahlentherapie kann die Wirksamkeit der systemischen Chemotherapie beim undifferenzierten Schilddrüsenkarzinom verbessert werden.

Durch eine kombinierte Radiochemotherapie mit 30 bis 40 Gy und einer täglichen Methotrexatdosis von 5mg erreichten 7 von 8 Patienten eine Remission. Eine komplette Remission des Tumors oder der pulmonalen Filiae wurde bei 2 Patienten erzielt, ohne dass jedoch einer der Patienten geheilt werden konnte. Das mediane Überleben betrug 9,4 Monate [5]. Weitere erfolgversprechende Ergebnisse wurden 1980 von Simpson et al. beschrieben. Die Kombination einer hyperfraktionierten Bestrahlung mit Doxorubicin führte bei 14 Patienten zu 6 kompletten und 7 partiellen Remissionen [6]. Die Toxizität der Radiatio wurde jedoch durch die Kombination mit Doxorubicin verstärkt, und es kam zu insgesamt 3 therapieassoziierten Todesfällen. Die guten Remissionsraten konnten jedoch mit mehr Patientenzahlen bestätigt werden. Kim et al. erzielten mit Doxorubicin 20 mg/m^2 pro Woche und einer hyperfraktionierten Bestrahlung mit 1,6 Gy 2x 7 Tage (Gesamt bis zu 57,6 Gy) 84 % komplette Remissionen bei 19 Patienten [7]. Bei einem medianen Überleben von ca. 1 Jahr wurde jedoch bei den meisten der so behandelten Patienten eine Fernmetastasierung beobachtet, an der die Patienten verstarben.

Eine prä- oder postoperativ applizierte Bestrahlung mit einer Kombinationschemotherapie (Bleomycin 5 mg/d, Cyclophosphamid 200 mg/d und 5-FU 500 mg jeden 2. Tag) führte nicht nur zu 75 % kompletter oder partieller Remissionen, sondern auch zu 3 Heilungen bei 20 Patienten [8]. Eine Bestätigung, dass die Kombination aller 3 Therapiemodalitäten Patienten mit anaplastischem Schilddrüsenkarzinom eine Heilungschance bietet, findet man in der im letzten Jahr publizierten Arbeit von Haigh et al. [9]. Von 33 Patienten wurden 8 mit kurativer Intention primär operiert. Vier dieser Patienten konnten makroskopisch im Gesunden reseziert werden, 4 hatten eine minimale Restmanifestation. Die Bestrahlungsdosis betrug 45 bis 75 Gy, die Chemotherapie war meist Doxorubicin basiert, es wurden als Kombinationspartner Etoposid, Paclitaxel, Platinderivate, Cyclophosphamid und Bleomycin eingesetzt. Die Untersuchung der verschiedenen Patientengruppen ergab, dass die nicht-operierten und palliativ operierten Patienten eine Lebenserwartung von nur 3,3 Monaten im Median hatten, während die kurativ operierten mit der kombinierten Chemo- und Strahlentherapie im Median 43 Monate überlebten und von diesen 8 Patienten 4 noch nach einer Beobachtungszeit von 60 Monaten erkrankungsfrei blieben. Diese Daten zeigen eine Überlegenheit der multimodalen Therapie im Vergleich zur alleinigen Operation oder Strahlentherapie, die kein Langzeitüberleben erreichten [10, 11, 12, 13]. Diese Daten konnten von Busnardo et al. bestätigt werden. Von 16 Patienten, die sowohl total thyreoidektomiert wurden, als auch eine lokale Bestrahlung und Chemotherapie erfuhren, überlebten [14] 4 im Median 11 Monate (6 bis 27 Monate). Das Überleben der nicht behandelten oder nur bestrahlten Patienten lag bei 4 Monaten, das der nur chemotherapierten bei 5,7 Monaten. Die Chemotherapie bestand aus einer präoperativen Therapie mit Cisplatin in Kombination mit der Bestrahlung, die postoperative oder alleinige Chemotherapie bestand aus Bleomycin und Doxorubicin. Zur Frage der optimalen Reihenfolge der verschiedenen Therapiemodalitäten wird nach den Daten von Besic at al. empfohlen, die totale Thyreoidektomie nach einer vorgeschalteten Chemo- und Strahlentherapie durchzuführen. Die 12 in dieser Weise therapierten Patienten überlebten zu 50 % mehr als ein Jahr, während primär operierte Patienten nur zu 25 % und primär bestrahlte oder chemotherapierte nur zu 21 % länger als ein Jahr überlebten [15].

4.3.5. Systemische nicht-zytostatische Therapie

■ **Bisphosphonate bei Skelettfiliae**

Die Daten, die unter Kap. 2.4.4. beschrieben wurden, sind in gleicher Weise auf das anaplastische Schilddrüsenkarzinom übertragbar, da in der Untersuchung von Vitale et al keine Unterscheidung der histologischen Subtypen erfolgte [16].

4.3.6. Fazit

Die Monotherapie mit Zytostatika zeigt beim anaplastischen Schilddrüsenkarzinom nur geringe Ansprechraten. Einzig Paclitaxel konnte bislang in einer veröffentlichten Arbeit eine Remissionsrate von über 50 % erreichen. Von keiner weiteren Einzelsubstanz und von keiner Kombination wird der Krankheitsverlauf jedoch entscheidend beeinflusst.

Der Stellenwert der systemischen Chemotherapie wird vor allem im Rahmen eines multimodalen Therapiekonzepts mit radikaler Operation und Bestrahlung gesehen. Die Auswahl der Zytostatika für die Kombinationstherapie kann nicht festgelegt werden. Am häufigsten werden Doxorubicin und Cisplatin eingesetzt, wobei kein Vorteil durch vergleichende Untersuchungen belegbar ist, und auch die Kombinationspartner variabel sind.

Bei metastasierter Erkrankung kann die Entscheidung zur alleinigen systemischen Chemotherapie nur nach individueller Abwägung erfolgen. Die Indikation der Therapie mit Bisphosphonaten bei Skelettfiliae scheint gerechtfertigt.

Literatur

1. Ahuja S, Ernst H. Chemotherapy of thyroid carcinoma. J Endocrinol Invest 1987; 10: 303-310.

2. Hoskin PJ, Harmer C. Chemotherapy for thyroid cancer. Radiother Oncol 1987; 10: 187-194.

3. Shimaoka K, Schoenfeld DA, DeWys WD, Creech RH, DeConti R. A randomized trial of doxorubicin versus

doxorubicin plus cisplatin in patients with advanced thyroid carcinoma. Cancer 1985; 56: 2155-2160.

4. De Besi P, Busnardo B, Toso S, Girelli ME, Nacamulli D, Simioni N, Casara D, Zorat P, Fiorentino MV. Combined chemotherapy with bleomycin, adriamycin, and platinum in advanced thyroid cancer. J Endocrinol Invest 1991; 14: 475-480.

5. Jereb B, Stjernsward J, Lowhagen T. Anaplastic giant-cell carcinoma of the thyroid. A study of treatment and prognosis. Cancer 1975; 35: 1293-1295.

6. Simpson WJ. Anaplastic thyroid carcinoma: a new approach. Can J Surg 1980; 23: 25-27.

7. Kim JH, Leeper RD. Treatment of locally advanced thyroid carcinoma with combination doxorubicin and radiation therapy. Cancer 1987; 60: 2372-2375.

8. Ekman ET, Lundell G, Tennvall J, Wallin G. Chemotherapy and multimodality treatment in thyroid carcinoma. Otolaryngol Clin North Am 1990; 23: 523-527.

9. Haigh PI, Ituarte PH, Wu HS, Treseler PA, Posner MD, Quivey JM, Duh QY, Clark OH. Completely resected anaplastic thyroid carcinoma combined with adjuvant chemotherapy and irradiation is associated with prolonged survival. Cancer 2001; 91: 2335-2342.

10. Venkatesh YS, Ordonez NG, Schultz PN, Hickey RC, Goepfert H, Samaan NA. Anaplastic carcinoma of the thyroid. A clinicopathologic study of 121 cases. Cancer 1990; 66: 321-330.

11. Goldman JM, Goren EN, Cohen MH, Webber BL, Brennan MF, Robbins J. Anaplastic thyroid carcinoma: long-term survival after radical surgery. J Surg Oncol 1980; 14: 389-394.

12. Nel CJ, van Heerden JA, Goellner JR, Gharib H, McConahey WM, Taylor WF, Grant CS. Anaplastic carcinoma of the thyroid: a clinicopathologic study of 82 cases. Mayo Clin Proc 1985; 60: 51-58.

13. Mitchell G, Huddart R, Harmer C. Phase II evaluation of high dose accelerated radiotherapy for anaplastic thyroid carcinoma. Radiother Oncol 1999; 50: 33-38.

14. Busnardo B, Daniele O, Pelizzo MR, Mazzarotto R, Nacamulli D, Devido D, Mian C, Girelli ME. A multimodality therapeutic approach in anaplastic thyroid carcinoma: study on 39 patients. J Endocrinol Invest 2000; 23: 755-761.

15. Besic N, Auersperg M, Us-Krasovec M, Golouh R, Frkovic-Grazio S, Vodnik A. Effect of primary treatment on survival in anaplastic thyroid carcinoma. Eur J Surg Oncol 2001; 27: 260-264.

16. Vitale G, Fonderico F, Martignetti A, Caraglia M, Ciccarelli A, Nuzzo V, Abbruzzese A, Lupoli G. Pamidronate improves the quality of life and induces clinical remission of bone metastases in patients with thyroid cancer. Br J Cancer 2001; 84: 1586-1590.

Das kindliche Schilddrüsenkarzinom

5. Das kindliche Schilddrüsenkarzinom

5.1. Epidemiologie, Prognose

5.1.1. Epidemiologie

Weltweit sind Schilddrüsenkarzinome im Kindes- und Jugendalter zu etwa 10 % an der Gesamtinzidenz beteiligt. Nach den Daten des saarländischen Tumorregisters liegt die Inzidenz des kindlichen Schilddrüsenkarzinoms bei 0,5/100.000/Jahr [1]. In einer epidemiologischen Studie aus den Jahren 1981 bis 1995 betrug der Anteil von Kindern unter 15 Jahren an der Gesamtinzidenz von Schilddrüsenkarzinomen im Einzugsgebiet der Universitätsklinik Würzburg zwischen 1 % und 4 %. Signifikante Änderungen der Häufigkeit waren – jeweils 5-Jahreszeiträume verglichen – nicht festzustellen.

5.1.2. Ätiologie

Zahlreiche Studien an Kindern und Jugendlichen, die zwischen 1935 und 1955 wegen überwiegend gutartiger Erkrankungen im Kopf- und Halsbereich (wie Thymus- und Tonsillen-Hyperplasie, Lymphadenopathie und Tinea capitis) mit Röntgenstrahlen in relativ niedriger Dosierung zwischen 0,1 und 1,5 Gy bestrahlt worden waren, ergaben, dass die Exposition mit ionisierender Strahlung zu einem signifikanten Anstieg der Schilddrüsenkarzinom-Inzidenz bei Kindern und Jugendlichen führen kann [2, 3]. Während sich vor 1935 in der Literatur kaum Berichte über Schilddrüsenkarzinome bei Kinder und Jugendlichen finden, wurden etwa 25 Neuerkrankungen/Gy/Jahr unter 100.000 Strahlenexponierten registriert [2]. Besonders stark betroffen waren eindeutig Kinder jünger als 4 Jahre zum Zeitpunkt der Strahlenexposition. Die erhöhte Strahlensensibilität ist darauf zurückzuführen, dass die kindliche Schilddrüse – im Vergleich zum Erwachsenen – mehr Iod aufnimmt und dass die Strahlendosis pro Gramm Schilddrüsengewebe wegen der geringeren Organmasse höher ist; hinzukommt, dass das Organ im Kindes- und Jugendalter besonders strahlensensibel ist. Die kürzeste Latenzzeit für die Entwicklung eines Schilddrüsenkarzinoms liegt bei etwa 3 Jahren, die durchschnittliche Latenzzeit bei 15 Jahren und der risikorelevante Zeitraum, bis zu dem noch Karzinome auftreten können, bei etwa 40 Jahren [4].

Nach der Reaktorkatastrophe von Tschernobyl stieg die Inzidenz des kindlichen Schilddrüsenkarzinoms in den von dem Fallout betroffenen Gebieten der Ukraine, Weißrusslands und des westlichen Russlands deutlich an (Abb. 5.1). Besonders eklatant war die Häufigkeitszunahme in Weißrussland; hier stieg die Inzidenzrate bei Kindern unter 15 Jahren von 0,5/100.000 in den Jahren 1986-1988 auf 2,8/100.000 im Jahre 1991; in der besonders belasteten Gomelregion war sogar ein Anstieg auf 1,4 im Jahre 1991 und auf 13,4 im Jahre 1995 festzustellen [4].

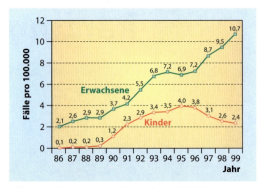

Abb. 5.1: Relative Inzidenz des Schilddrüsenkarzinoms bei Kindern jünger als 15 Jahre und bei Erwachsenen aus Weißrussland, der Ukraine und den westlichen Teilen Russlands nach der Reaktorkatastrophe von Tschernobyl (1986-1999).

Strahleninduzierte Schilddrüsenkarzinome werden gegenüber den nicht-strahleninduzierten Karzinomen als aggressiver eingeschätzt [5]. Genauer betrachtet sind aber die strahlenexponierten und nicht-strahlenexponierten Gruppen bezüglich des Alters, der Verteilung der histologischen Typen und der Geschlechtsverteilung meist nicht miteinander vergleichbar.

5.1.3. Alter

Generell gilt, dass die Prognose des Schilddrüsenkarzinoms sich mit zunehmendem Lebensalter verschlechtert (vgl. Kap. 1.3). Im Gegensatz zu Erwachsenen korreliert beim Schilddrüsenkarzinom im Kindesalter der Schweregrad der Erkrankung jedoch negativ mit dem Alter [1, 6].

In einer retrospektiven multizentrischen Studie wurden die Besonderheiten des kindlichen Schilddrüsenkarzinoms an 114 Kindern und Jugendlichen unter 18 Jahren aus Deutschland untersucht und der Einfluss von Alter, Geschlecht, Histologie, Tumorstadium und Lymphknotenbeteiligung auf die Fernmetastasierung mittels multivariater Diskriminanzanalyse ermittelt [6]. Jüngere Patienten hatten häufiger Fernmetastasen als ältere; dieser Unterschied war jedoch statistisch nicht signifikant.

In einer weiteren Studie [1] wurden die Besonderheiten von strahleninduzierten kindlichen Schilddrüsenkarzinomen an 532 Kindern jünger als 15 Jahre aus Weißrussland analysiert, die seit dem Reaktorunfall von Tschernobyl 1986 im Zentrum für Schilddrüsentumoren in Minsk registriert worden waren. Die multivariate statistische Analyse hinsichtlich des Einflusses von Alter, Geschlecht, Histologie, Tumorstadium und Lymphknotenbeteiligung auf die Fernmetastasierung erbrachte eindeutig, dass jüngere Kinder signifikant häufiger Fernmetastasen aufweisen. Das Alter ist somit also ein prognostischer Faktor.

5.1.4. Geschlecht

Neben der ionisierenden Strahlung werden auch hormonelle Faktoren für die Entstehung der Schilddrüsenmalignome verantwortlich gemacht. Die Häufigkeit der Schilddrüsenkarzinome ist bei Frauen zwei bis viermal größer als beim männlichen Geschlecht [7]. Die höchste Inzidenz ist bei Mädchen in der Pubertätsphase zu finden [1]. Nach der Literatur scheint die Prognose des differenzierten Schilddrüsenkarzinoms beim männlichen Geschlecht ungünstiger zu sein als beim weiblichen Geschlecht. In einer eigenen systematischen Analyse unterschieden sich allerdings die Verläufe des differenzierten Schilddrüsenkarzinoms bei Mädchen und Knaben bezüglich der Faktoren Alter, Histologie, Primärtumorstadium, Lymphknotenbeteiligung und Fernmetastasierung nicht [1].

5.1.5. Histologie

Bei Kinder und Jugendlichen überwiegt die papilläre Form des differenzierten Schilddrüsenkarzinoms [1]. Nach Parlowski und Mitarbeitern (1996) waren unter den mittels einer retrospektiven Analyse erfassten 73 Kindern aus Deutschland 68 % vom papillären, 21 % vom follikulären und 10 % vom medullären Typ. Aus Italien und Frankreich wird ein höherer Anteil von papillären Schilddrüsenkarzinomen (82 %) berichtet [5]. Noch wesentlich häufiger ist das papilläre Schilddrüsenkarzinom allerdings bei Kindern und Jugendlichen nach Strahlenexposition. Nach den Berichten aus Weißrussland beträgt der Anteil papillärer Schilddrüsenkarzinome bei den nach der Reaktorkatastrophe von Tschernobyl erkrankten Kinder rund 95 % [1, 5].

5.1.6. Prognose

Eine retrospektive Analyse an 114 Kindern und Jugendlichen aus Deutschland [6] ergab Fernmetastasen bei 29 Patienten (25 %). Mittels multivariater statistischer Verfahren wurde der Einfluss verschiedener Risikofaktoren bezüglich der Fernmetastasierung untersucht. Den größten Einfluss hatte das Tumorstadium (pT4: 68 % versus pT1-3: 32 %); dieser Effekt war besonders deutlich bei den papillären (78 %) Tumoren (follikulär 22 %). Es bestand eine Tendenz zu einer höheren Metastasierungsrate bei jüngeren Kindern; dieser Effekt war allerdings statistisch nur grenzwertig signifikant. Diese Daten belegen die von Mazzaferri et al. (2001) beschriebene "U-förmige" Häufigkeitsverteilung der Rezidive differenzierter Schilddrüsenkarzinome mit Häufigkeitsgipfeln bei unter 20-Jährigen und über 60-Jährigen [8].

5.2. Diagnose, Therapie

5.2.1. Diagnostik

Erste klinische Hinweise und Leitsymptome des Schilddrüsenkarzinoms im Kindes- und Jugendalter können ein solitärer Knoten in der Schilddrüse und insbesondere bei den im Kindesalter überwiegenden papillären Formen zervikale Lymphknotenvergrößerungen sein (Abb. 5.2). Bei 220 Kindern aus Weißrussland mit differenziertem Schilddrüsenkarzinom, die im Rahmen eines weißrussisch-deutschen Projekts an den Universitätskliniken in Essen und Würzburg nuklearmedizinisch behandelt wurden, fanden sich präoperativ in 82 % der Fälle bei Ultraschall-Screeninguntersuchungen solitäre Knoten in der Schilddrüse. 18 % der Kinder und Jugendlichen hatten wegen Lymphknotenvergrößerungen im Halsbereich den Arzt aufgesucht.

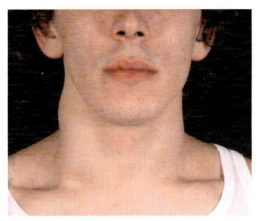

Abb. 5.2: Lymphknotenmetastasierung als Erstsymptom eines papillären Schilddrüsenkarzinoms bei einem 18-jährigen jungen Mann.

Das diagnostische Programm bei Kindern und Jugendlichen (Tab. 5.1) mit Verdacht auf ein Schilddrüsenkarzinom unterscheidet sich nicht von dem allgemein empfohlenen diagnostischen Vorgehen (s. Kap. 1.4.).

Klinischer Befund	Solitärer Knoten?
Halssonographie	echoarmer Herdbefund?, Lymphknotenvergrößerung?
Szintigraphie (Tc-99m, I-123)	kalter Knoten?
Feinnadelpunktion	Dignität?
Labor	fT4, fT3, TSH, TG, Kalzitonin?
CT bzw. Rö-Thorax	pulmonale Metastasen?

Tab. 5.1: Schilddrüsendiagnostik und charakteristische Befunde bei Karzinom-Verdacht im Kindesalter.

Die Sonographie ist die Methode der Wahl zur Beurteilung der Morphologie der Schilddrüse. Sie erlaubt die Beurteilung der Größe des Organs, von intrathyreoidalen Läsionen sowie von zervikalen Lymphknotenvergrößerungen. Mit modernen Ultraschallscannern und Sendefrequenzen von 7,5 bis 10 MHz lassen sich auch kleine Herdbefunde mit einem Durchmesser von 2 bis 3 mm darstellen. Maligne Schilddrüsentumoren stellen sich sonographisch (Abb. 5.3) auch im Kindesalter charakteristischerweise echoarm (86 %) und häufig mit unregelmäßiger Randbegrenzung (61 %) dar [9, 10]. Es ist allerdings zu berücksichtigen, dass Schilddrüsenkarzinome im Kindesalter gelegentlich das ganze Organ infiltrieren (14 %) und dann durch eine relativ charakteristische Echoarmut imponieren [9, 10].

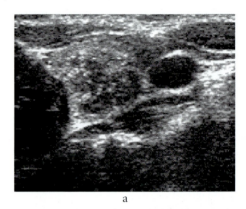

a

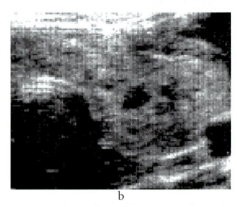

b

Abb. 5.3a+b: **a:** Papilläres Schilddrüsenkarzinom bei einem 12-jährigen Jungen (noduläre Form). **b:** Papilläres Schilddrüsenkarzinom bei einem 13-jährigen Jungen (diffuse Form).

Die Szintigraphie ist im Kindesalter wegen der begrenzten räumlichen Auflösung nicht selten überfordert, kleine Herdbefunde zu detektieren und die für das Schilddrüsenkarzinom typischen Speicherdefekte nachzuweisen. Deswegen hat die nuklearmedizinische Diagnostik eine relativ geringe Bedeutung für die Differentialdiagnose von Knoten im Kindesalter [11]. Die Hauptindikation für die Szintigraphie im Kindesalter liegt im Nachweis ektopen Schilddrüsengewebes [12]. Die sensitivste Methode zum Nachweis der Malignität von Schilddrüsenknoten oder von Lymphknotenmetastasen (50-60 %) auch im Kindes- und Jugendalter ist die Feinnadelaspirationsbiopsie. Nach einer aktuellen Studie werden ihre Sensitivität mit 95 %, die Spezifität mit 86 % und die Richtigkeit mit 90 % angegeben [11]. Da Schilddrüsenkarzinome im Kindes- und Jugendalter nicht selten mit einer Lungenmetastasierung (10-15 %) verbunden sind, sollte die Computertomographie (ohne iodhaltige Röntgenkontrastmittel) relativ großzügig eingesetzt werden, um frühzeitig Lungenfiliae und später eine möglicherweise strahleninduzierte Lungenfibrose im Verlauf unter Radioiodtherapie entdecken zu können (Abb. 5.4).

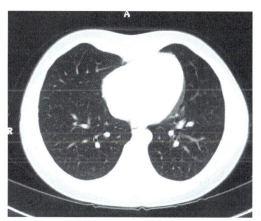

Abb. 5.4: Computertomographie der Lunge bei einem 15-jährigen Mädchen mit papillärem Schilddrüsenkarzinom pT4N1M1 und disseminierten Lungenmetastasen.

Unter den Laboruntersuchungen sind vor allem Bestimmungen der Tumormarker Thyreoglobulin und Kalzitonin von Bedeutung zur Stellung der Differentialdiagnose. Sehr hohe Thyreoglobulin-Spiegel (>300 ng/ml) können bereits vor Entfernung des normalen Schilddrüsengewebes im Kindesalter als pathognomonisch für ein dann bereits meist metastasiertes, differenziertes Schilddrüsenkarzinom interpretiert werden. Ähnliches gilt für eindeutig erhöhte Kalzitoninspiegel im Falle medullärer Karzinome.

■ **Staging**

Die Empfehlungen der UICC zum Staging und zur Stadieneinteilung von Schilddrüsenkarzinomen nach dem TNM-System sind für Erwachsene entwickelt worden. Bereits im Jahre 1999 haben wir darauf hingewiesen, dass diese Stadieneinteilung ungeeignet für Kinder ist [13]. Bei einer Auswertung an 503 Kindern jünger als 15 Jahre aus Weiß-russland, die Schilddrüsenkrebs nach der Reaktorkatastrophe von Tschernobyl in den Jahren 1986-1996 entwickelt hatten, fanden sich ein T4-Stadium in 50,4 % der Fälle, T1- und T2-Stadien in je 24,3 %, wohingegen T3-Stadien nur in 1 % der Fälle zu beobachten waren. Führt man eine altersangepasste Extrapolation der Tumorgröße in Bezug auf das Schilddrüsenvolumen durch, so stellt man fest, dass ein nach der UICC-Klassifikation von 1997 [14] als pT1-Stadium zu klassifizierender Tumor mit einem Durchmesser von 1 cm bei einem Erwachsenen mit einem mittleren Schilddrüsenvolumen von 20 ml einem Tumor von etwa 4 mm Durchmesser bei einem 10-jährigen Kind mit einem Schilddrüsenvolumen von 8-9 ml entspricht (Abb. 5.5) [13]. Das heißt, dass bereits nach der alten UICC-Klassifikation Tumoren mit einem Durchmesser von > 4 mm bereits als T2-Tumoren zu klassifizieren gewesen wären. Im Lichte dieser Extrapolation verwundert es nicht, dass bei Kindern nur extrem selten T3-Tumoren nach der alten UICC-Klassifikation festzustellen waren (bei einem 10-jährigen Kind mit einem Schilddrüsenvolumen von 8 bis 9 ml, das heißt einem Lappenvolumen von ca. 4 ml kann ein Tumor mit einem Durchmesser von 4 cm (entsprechend einem Volumen von ca. 8 ml) nicht mehr auf den Schilddrüsenlappen beschränkt sein!

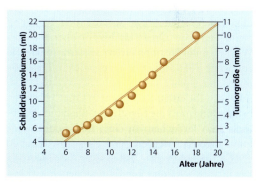

Abb. 5.5: Vergleich zwischen dem altersspezifischen Schilddrüsenvolumen und einem altersangepassten Grenzwert für Schilddrüsenkarzinome im Stadium pT1 [13].

Diese hier dargestellte Problematik wird erheblich dadurch verstärkt, dass die Grenze zwischen T1- und T2-Stadien nach der neuen UICC-Klassifikation von 2002 [15] von 1 cm auf 2 cm angehoben wurde! Unsere Empfehlung, dass man die

Tumorstadien im Kindesalter modifiziert betrachten müsse, wurde leider nicht gehört [13]!

5.2.2. Therapie

Die Behandlung des Schilddrüsenkarzinoms bei Kindern unterscheidet sich nicht wesentlich von der Therapie bei Erwachsenen [16] und besteht aus der totalen Thyreoidektomie und Lymphknoten-Ausräumung im medialen Halskompartiment sowie der postoperativen Radioiodtherapie (prophylaktische Ablation des nach Thyreoidektomie noch verbliebenen Schilddrüsenrestgewebes und/oder als kurative bzw. palliative Therapie von Tumorrestgewebe, Tumorrezidiven oder Metastasen) und TSH-Suppression mit hohen Dosen von Levothyroxin (vgl. Kap. 2.).

Grundsätzlich wird bei allen Patienten, d.h. auch bei Kindern und Jugendlichen mit einem differenzierten Schilddrüsenkarzinom, nach der totalen Thyreoidektomie eine Radioiodtherapie durchgeführt [1]. Hierauf kann höchstens bei Kindern mit sehr kleinen Primärtumoren (vgl. Kap. 5.2.1.) ohne Lymphknoten- und Fernmetastasen verzichtet werden.

Iodhaltige Medikamente und Röntgenkontrastmittel sind bei Patienten mit Verdacht auf ein Schilddrüsenkarzinom so lange kontraindiziert, bis geklärt ist, ob es sich um einen potentiell radioiodspeichernden Tumor handelt. Die für eine Radioiodtherapie in Frage kommenden Patienten bleiben nach der Operation bis zur Therapie ca. 4 Wochen unter Hormonkarenz, um eine maximale endogene TSH-Stimulation zu erzielen. Ein optimaler Iod-Uptake ist erst bei TSH-Werten > 30 mU/l gewährleistet. Bei Patienten unter Hormonbehandlung muss die Levothyroxinbehandlung jeweils etwa 4 Wochen vor einer Radioiodbehandlung abgesetzt werden, um eine ausreichende TSH-Stimulation zu erzielen. Zur Verringerung der für den Patienten häufig unangenehmen hypothyreosespezifischen Beschwerden kann in der Absetzphase ersatzweise während der ersten 14 Tage das pharmakologisch kurzlebigere Triiodthyronin verordnet werden (Kinder leiden im allgemeinen aber weniger unter der iatrogenen Hypothyreose als Erwachsene).

Prätherapeutisch werden neben der allgemeinen klinischen Untersuchung, Sonographie des Halses, der Computertomographie des Thorax (bei V.a. Lungenmetastasen), der Untersuchung der Lungenfunktion mit Bestimmung der Vitalkapazität (bei Kindern mit pulmonaler Metastasierung) die Bestimmung von TSH und Thyreoglobulin, des Serum-Kalziums und Phosphors und des Differentialblutbildes durchgeführt (Tab. 5.2).

Anamnese	Iodexposition?
Klinische Untersuchung	Narbenverhältnisse? Lymphknotenvergrößerungen? Rekurrensparese? Hypoparathyreoidismus? Körperliche Entwicklung?
Halssonographie	Volumen von Restgewebe? regionale Lymphknotenmetastasen?
Feinnadelpunktion	bei verdächtigem Befund, ggf. Reoperation
Schilddrüsenlabor	TSH-Basisspiegel (>30 mU/l) Tg-Bestimmung
Allgemeines Labor	Differentialblutbild; Serum-Kalzium und Phosphat, Parathormon
Iodurintest	Ausschluss der Iodkontamination
I-131- oder I-123-Uptake	Aktivitätsbemessung für die 1. Radioiodtherapie, ggf. Reoperation
CT	Ausschluss von makroskopischen Fernmetastasen

Tab. 5.2: Untersuchungen vor Radioiodtherapie bei Kindern.

Etwa drei bis vier Wochen nach der Thyreoidektomie sollte ein Radioiodtest zur Bestimmung des 24h-Uptake-Wertes durchgeführt werden. Abhängig vom Speicherwert werden von uns unterschiedliche Aktivitäten zur ersten Ablationstherapie eingesetzt (Tab. 5.3). Liegt der 24 h-Uptake höher als zwanzig Prozent, so sollte die Frage der erneuten Operation zur Verkleinerung des Schilddrüsen- bzw. Tumor-Restes diskutiert werden. Zur Metastasentherapie sollten bei Kindern ca. 100 MBq I-131/kg Körpergewicht appliziert werden. Vor der Applikation von I-131 ist insbesondere bei Kindern die prophylaktische Gabe von Antiemetika und Antazida zu empfehlen.

Ablation	Erwachsene	Kinder
< 5 % Speicherung	max. 3 GBq I-131	ca. 50 MBq I-131/kg KG
5-10 % Speicherung	1-2 GBq I-131	ca. 25 MBq I-131/kg KG
10-20 % Speicherung	max. 1 GBq I-131	ca. 15 MBq I-131/kg KG
Metastasentherapie	Erwachsene	Kinder
M1	7-11 GBq	ca. 100 MBq I-131/kg KG

Tab. 5.3: Empfehlung zur Aktivitätsbemessung bei der I-131-Therapie des kindlichen Schilddrüsenkarzinoms.

Auch beim kindlichen Schilddrüsenkarzinom ist eine individuelle, dosisorientierte Aktivitätsbemessung wegen der großen Variabilität der Einflussgrößen kaum möglich. Insbesondere bei der Ablationstherapie unmittelbar nach Operation finden sich in Abhängigkeit von der Radikalität des Eingriffes stark unterschiedliche Volumina der Schilddrüsen- bzw. Tumor-Reste, an denen sich die zu verabreichende I-131 Aktivität orientieren sollte (bei relativ hoher Restspeicherung geringere Aktivität zur Vermeidung starker Strahlenreaktionen im Schilddrüsenrest und zur Begrenzung des stationären Aufenthalts unter Strahlenschutzbedingungen).

Zur Linderung der Beschwerden infolge einer radiogenen Thyreoiditis - insbesondere bei Patienten mit großem Schilddrüsenrest - kann ein nichtsteroidales Antiphlogistikum eingesetzt werden. Kortikosteroide sind bei Patienten mit zerebralen oder spinalen Metastasen indiziert, um ein Kompressions-Syndrom unter der Radioiodtherapie zu vermeiden. Zur Prophylaxe einer radiogenen Gastritis bei der oralen Verabreichung höherer I-131-Aktivitäten sollten bei Kindern, die häufig stark reagieren, begleitend Schutzmittel für die Magenschleimhaut eingesetzt werden. Eine rasche renale Ausscheidung des nicht im Schilddrüsen- bzw. Tumorgewebe gespeicherten I-131 ist in der Regel durch ausreichende Flüssigkeitszufuhr gewährleistet. Zur Vorbeugung einer Sialadenitis, die ansonsten bei etwa 30 % der Kinder auftreten kann, ist durch reichliche Flüssigkeitszufuhr und gustatorische Stimulation (z.B. Bonbons, Kaugummi) für einen ständigen Speichelfluss zu sorgen. Fruchtsäfte, Colagetränke und Milch sind bei Kindern in den ersten zwei bis drei Tagen nach I-131 Gabe wegen des Risikos von häufigem Erbrechen nicht zu empfehlen. Bei obstipierten Patienten sollten zur Beschleunigung der intestinalen Ausscheidung Laxantien eingesetzt werden.

In der Regel ist mit einem stationären Aufenthalt in Kontrollbereich zwischen 2-4 Tagen zu rechnen; in seltenen Fällen kann dieser jedoch bis zu 2 Wochen betragen. Eine Entlassung der Patienten ist möglich bei einer Dosisleistung = 3,5 µSv/h in 2 m Abstand (entspr. 250 MBq I-131 bei einer angenommenen effektiven Halbwertszeit von 7,7 Tagen).

Am zweiten Tag nach der Applikation des Radiopharmakons sollte die Schilddrüsenhormonsubstitution mit ca. 2,5 µg Levothyroxin pro Kilogramm Körpergewicht begonnen werden mit dem Ziel, das basale TSH als möglichen Wachstumsfaktor für das differenzierte Schilddrüsenkarzinom in den gewünschten Bereich von unterhalb 0,1 mU/l zu supprimieren. Die angegebene Dosierung von Levothyroxin dient als grober Richtwert, weil der Hormonbedarf zur ausreichenden Suppression des TSH individuell sehr unterschiedlich ist und insbesondere kleine Kinder erfahrungsgemäß pro Kilogramm Körpergewicht höhere Levothyroxin-Dosen benötigen. Der thyreosuppressive Effekt muss 6 bis 8 Wochen nach Beginn der Hormontherapie durch eine TSH-Bestimmung überprüft werden; eine eventuelle Überdosierung ist am erhöhten T3 (fT3) zu erkennen (Cave: bei Kinder jünger als 15 Jahre sind die oberen Normgrenzen des T3 etwa 20 % höher anzusetzen als bei Erwachsenen).

Bei Kindern, die nach der Operation häufig an einem Hypoparathyreoidismus leiden, ist eine Substitution mit Kalzium und synthetischem Vitamin D (AT10, Rocaltrol) unter strenger Kontrolle der Kalzium- und Phosphat-Spiegel erforderlich (etwa alle 2 Wochen bis zum Erreichen des Referenzbereiches).

Die I-131-Ganzkörperszintigraphie (Abb. 5.6) ist das sensitivste Verfahren zum Nachweis von bei Kindern nicht seltenen Lungenmetastasen. Die bei Kindern häufige Form der disseminierten Metastasierung gelingt nach eigenen Untersuchungen mittels konventioneller Röntgenaufnahme des Thorax nur in etwa 55 % und mit der hochauflösenden CT in 82 % der Fälle. Posttherapieszintigramme werden in der Regel 4 bis 7 Tage nach Applikation der therapeutischen Aktivität durchgeführt. Vorher sollten Laxantien (z.B. X-Prep) verabreicht werden, um störende Darmaktivität zu beseitigen. Zur Vermeidung von Fehlinterpretationen bei der Beurteilung der Szintigramme sollten die Kinder vor der Ganzkörperszintigraphie duschen und frische Unterwäsche und Oberbekleidung anziehen.

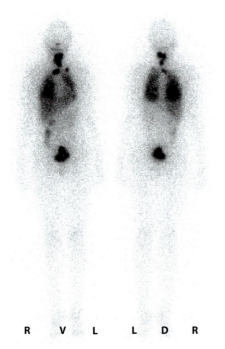

Abb. 5.6: Ganzkörperszintigraphie 72 Stunden nach 3 GBq I-131 bei einem 13-jährigen Mädchen mit papillärem Schilddrüsenkarzinom pT4N1M1 (Lunge): Intensive Darstellung der disseminierten Lungenmetastasierung, von Schilddrüsenrestgewebe im Halsbereich und lokalen Metastasen.

Im Rahmen jeder Radioiodtherapie wird 3 bis 7 Tage nach Verabreichung der therapeutischen Aktivität ein Ganzkörperszintigramm durchgeführt. Zum Zeitpunkt dieser sog. Posttherapieszintigraphie kann allerdings der Effekt der aktuellen Radioiodgabe noch nicht vollständig beurteilt werden, da dieser protrahiert im Verlaufe der folgenden 6 bis 8 Wochen eintritt. Zur Überprüfung des Erfolges einer vorangegangenen Radioiodbehandlung ist 3 bis 6 Monate später ein Kontrollszintigramm erforderlich.

Bei den Nebenwirkungen und Risiken der Radioiodtherapie ist zwischen Früh- und Spätfolgen zu unterscheiden (vgl. Kap. 2.):

Frühe Nebenwirkungen

- Kurzfristige passagere Gastritis bei oraler Verabreichung
- Lokale Entzündungsreaktionen im Bereich des Restschilddrüsen- bzw. Tumorgewebes, und - falls vorhanden - im Bereich von Metastasen
- Radiogene Sialadenitis aufgrund der relativ starken Anreicherung von I-131 in den großen Kopfspeicheldrüsen
- Vorübergehende Thrombo- und Leukopenien, die in der Regel keine besonderen Interventionen erfordern
- Reversible Fälle von Oligospermie
- Außerdem selten überwiegend vorübergehende Nebenwirkungen der Radioiodtherapie wie Heiserkeit, Schluckbeschwerden, Geschmacksstörung und Halsschmerzen

Spätfolgen

- Sicca-Syndrom infolge der radiogenen Sialadenitis bei 20-30 % der Patienten
- Lungenfibrose bei etwa 1 % der Patienten nach Radioiodtherapie wegen iodspeichernder Lungenmetastasen (insbesondere bei der bei Kindern häufigen disseminierten Form der Metastasierung)
- Strahleninduzierte Leukämie, die etwa fünf Jahre nach der Radioiodtherapie bei ca. 1 % der Patienten auftreten kann
- Selten dauerhafte Infertilität aufgrund einer Azoospermie

Ergebnisse

Die Ergebnisse der Therapie des differenzierten Schilddrüsenkarzinoms bei Kindern und Jugendlichen, die – wie erwähnt – in der Regel aus Thyreoidektomie, Lymphknotenentfernung, Radioiodtherapie (Abb. 5.7) und TSH-suppressiver Schilddrüsenhormontherapie besteht, sind als ausgezeichnet zu bezeichnen [4, 7, 18, 19, 20, 24]. Die 10-Jahresüberlebensraten liegen bei Kindern und Jugendlichen nahe bei 100 %. Allerdings sind bei Kindern Rezidive nicht ungewöhnlich; die Häufigkeit wird in drei Studien mit 7 bis 15 % angegeben [17, 18, 24]. Nur in der Studie von La Quaglia et al. [19] liegt die Rezidivquote nach 10 Jahren

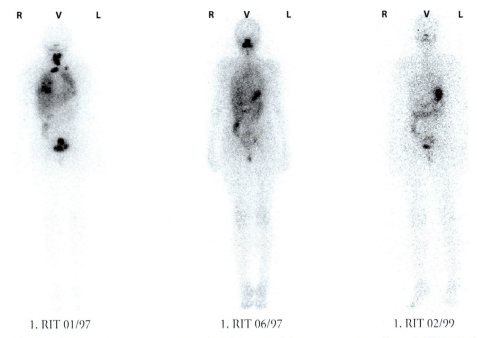

1. RIT 01/97   1. RIT 06/97   1. RIT 02/99

Abb. 5.7: Ganzkörperszintigramme bei einem 15-jährigen Mädchen mit einem papillären Schilddrüsenkarzinom pT4N1M1: Beweis der erfolgreichen Elimination der Lungenmetastasen mittels Radioioddiagnostik (RID) mit 100 MBq I-131 nach vorangegangenen zwei Radioiodtherapien mit insgesamt 9,6 GBq I-131.

bei 34 %. Dies ist vermutlich darauf zurückzuführen, dass nur 66 % dieser Patienten total thyreoidektomiert worden waren und nur bei 25 % der Patienten eine ablative Radioiodtherapie durchgeführt worden war.

Wir selbst überblicken ein Kollektiv von 220 Kindern mit fortgeschrittenen Formen des differenzierten Schilddrüsenkarzinoms aus Weißrussland, bei denen fast ausschließlich papilläre Schilddrüsenkarzinome (99 %) mit einer Latenzzeit von rund 7 Jahren nach der Reaktorkatastrophe von Tschernobyl diagnostiziert wurden. Die Ergebnisse lassen sich folgendermaßen zusammenfassen: Bei 168 von 202 Kindern (83 %), die mindestens zwei Radioiodtherapien erhalten hatten, konnte eine komplette oder stabile partielle Remission, definiert als unauffälliges Ganzkörperszintigramm nach Radioiodtherapie und hTg-Wert in Hypothyreose < 10 ng/ml, erreicht werden. In der Subgruppe der 101 Kinder mit Lungenmetastasen betrug diese Quote 65 %. Die Zeit bis zum Erreichen der kompletten oder stabilen partiellen Remission liegt bei Patienten ohne Fernmetastasen bei rund 1,8 Jahren und bei Patienten mit Fernmetastasen bei rund 3,2 Jahren (Abb. 5.8).

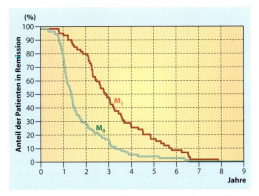

Abb. 5.8: Dauer bis zur kompletten oder stabil partiellen Remission bei 107 Kindern mit papillärem Schilddrüsenkarzinom ohne (M0) und 61 Kindern mit (M1) Fernmetastasen des papillären Schilddrüsenkarzinoms.

Setzt man sehr strenge Maßstäbe an und fordert, dass das Thyreoglobulin in der kompletten Remission nicht mehr nachweisbar (< 1 ng/ml) sein darf, so sind heute 90 der insgesamt 202 Kinder (45 %) in kompletter Remission; entsprechend befinden sich 26 der 94 Kinder mit Fernmetastasen in kompletter Remission (28 %).

Zusammenfassend kann festgestellt werden, dass die Prognose des differenzierten Schilddrüsenkarzinoms im Kindes- und Jugendalter bezüglich des Überlebens hervorragend ist. Allerdings ist eine Remission bei pulmonal metastasierten Fällen nur in etwa 2/3 der Fälle zu erreichen. Wegen des Risikos von Spätrezidiven ist eine konsequente lebenslange Nachsorge erforderlich.

5.2.3. Nachsorge

Die Verlaufskontrolle des kindlichen Schilddrüsenkarzinoms sollte in Zusammenarbeit mit einem darauf spezialisierten Zentrum erfolgen. Die Nachsorge richtet sich nach Tumortyp und Risikostadium und umfasst außer der klinischen Untersuchung als Basismaßnahmen die Sonographie des Halsbereiches sowie bei Karzinomen der Thyreozyten Thyreoglobulin-, bei Karzinomen der C-Zellen Kalzitonin-Bestimmungen. Die Kontrollintervalle sollten in den ersten 5 Jahren 6 bis 12 Monate, danach - Vollremission vorausgesetzt - höchstens 24 Monate betragen.

Eine einmalige Radioiod-Ganzkörperszintigraphie ein Jahr nach Vollremission in Hypothyreose 2 bis 4 Tage nach 3 bis 6 MBq I-131 pro kg Körpergewicht ist bei papillären und follikulären Karzinomen immer indiziert. Bei Hoch-Risikofällen (Tumorstadien pT4, N1, M1) muss die Ganzkörperszintigraphie unter Umständen regelmäßig alle zwei Jahre durchgeführt werden. Bei nicht radioiodspeichernden Tumortypen (insbesondere onkozytären Karzinomen) stehen für die Verlaufskontrolle die Ganzkörperszintigraphie mit Tl-201-Chlorid oder Tc-99m-MIBI und die Positronenemissionstomographie mit F-18-FDG zur Verfügung.

Bei der Verlaufskontrolle der TSH-suppressiven Levothyroxin-Therapie kann man sich heute auf die Bestimmung des basalen TSH und des fT3 im Serum beschränken. Die Messung eines T4-Parameters ist für die Einstellung der Hormonbehandlung bedeutungslos, da sich typischerweise unter der Levothyroxin-Medikation - in Abhängigkeit vom Zeitpunkt der letzten Tabletteneinnahme - mehr oder weniger stark erhöhte T4-Werte finden. Zum Ausschluss einer Hyperthyreosis factitia ist zu fordern, dass das fT3 die obere Grenze des Referenzbereiches nicht übersteigt. Nach heutiger Übereinkunft ist eine ausreichende Suppression des TSH bei papillären und follikulären Karzinomen dann gegeben, wenn das mit einem sensitiven Assay bestimmte basale TSH unterhalb von 0,1 mU/l liegt (vgl. Kap. 2.5.). Bei Patienten mit medullären Karzinomen sollte das basale TSH innerhalb des Referenzbereiches bei etwa 1 bis 3 mU/L liegen. Eine früher gelegentlich praktizierte höhere Dosierung des Levothyroxins ist nicht sinnvoll, da sich einerseits die Prognose des Schilddrüsenkarzinoms hierdurch nicht verbessert und andererseits Nebenwirkungen der zu hoch dosierten Levothyroxinmedikation in Betracht zu ziehen sind wie Nervosität, Gewichtsabnahme, Tachykardie und bei Kindern unter Umständen beschleunigtes Skelettwachstum (Reiners 1994).

Klinischer Befund	Palpation des Halsbereichs, Kreislaufparameter
Halssonographie	Rezidiv, Lymphknoten?
Labor	TSH, fT3, Tg, ggf. Kalzitonin
Blutbild	Differentialblutbild
Kalziumstoffwechsel	Kalzium, Phosphor, Parathormon
Lungenfunktion	Lungenfibrose?
CT-Thorax nativ	Metastasen? Lungenfibrose?
I-131-Ganzkörperszintigraphie	Rezidiv, Metastasierung

Tab. 5.4: Schema für die Nachsorge bei Kindern mit differenziertem Schilddrüsenkarzinom.

Pulmonale Metastasen des differenzierten Schilddrüsenkarzinoms bei Kindern, die meist in disseminierter Form vorliegen, sprechen auf die Radioiodtherapie im Sinne kompletter Remissionen nur in 1/3 [21] bis 2/3 [17] der Fälle an [4]. Bei 16 Kindern mit partiellen Remissionen nach mehr als 4 Radioiodtherapien beobachteten wir die Verläufe des Serum-Thyreoglobulins über einen Zeitraum von durchschnittlich 3 Jahren, ohne dass weitere Radioiodtherapien durchgeführt wurden. Die Behandlung bestand einzig und allein aus der konsequenten TSH-Suppression durch Levothyroxin. Bei allen diesen Kindern war eine kontinuierliche Abnahme des Serum-Thyreoglobulinspiegels um ca. 30 % pro Jahr festzustellen. Weder diagnostische Ganzkörperszintigramme noch die Computertomographie zeigten eine Progression der disseminierten Lungenmetastasierung. Eine ähnliche Beobachtung wurde bereits von Dottorini et al. [17] publiziert. Da eine komplette Remission von Lungenmetastasen differenzierter Schilddrüsenkarzinome im Kindes- und Jugendalter offenbar nicht immer zu erreichen ist, sollte die Indikation zur wiederholten fraktionierten Radioiodtherapie jeweils sehr kritisch gestellt werden. Das Risiko für eine Lungenfibrose bei Kinder und Jugendlichen ist als nicht gering zu bewerten [22]. Bei einer eigenen systematischen Untersuchung fanden wir radiologische Hinweise auf Frühformen einer pulmonalen Fibrose bei 17 von 71 Kindern [23]. Glücklicherweise musste eine klinisch manifeste Lungenfibrose in unserem Patientenkollektiv von 71 Kindern mit Lungenmetastasen nur in 1 Fall festgestellt werden (Abb. 5.9); eine leichte Abnahme der Vitalkapazität war auch nur in der Gruppe der Kinder festzustellen, die mehr als 4 Radioiodtherapien erhalten hatten.

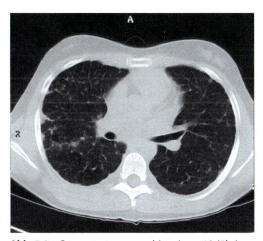

Abb. 5.9: Computertomographie eines 13-jährigen Mädchens mit papillärem Schilddrüsenkarzinom pT4N1M1 (Lunge) nach 6 Radioiodtherapien mit insgesamt 20,1 GBq und vorangegangener Chemotherapie mit Bleomycin: Deutliche Zeichen der Lungenfibrose.

■ Studien

Die Deutsche Gesellschaft für Pädiatrische Hämatologie und Onkologie führt derzeit eine Studie zu endokrinen Tumoren bei Kindern und Jugendlichen durch (Informationen unter: bucsky@paedia.ukl.mu-luebeck.de).

Literatur

1. Farahati J, Reiners Chr. Besonderheiten des Schilddrüsenkarzinoms bei Kindern. Nuklearmediziner 1999; 5: 323-332.

2. Shore RE. Issues and epidemiological evidence regarding radiation-induced thyroid cancer. Radiat Res 1992;131:98-111.

3. Winship T, Rosvoll RV. Thyroid carcinoma in childhood: final report on a 20 year study. Clin Proc Child Hops (Washington DC) 1970; 26: 327-349.

4. Reiners C, Bitro J, Demiddchik EP, Demiddchik YB, Drozd VM. Results of radioactive iodine treatment in children from Belarus with advanced stages of tyroid cancer after the Chernobyl accident. Int Congr Series 2002; 1234: 205-214.

5. Pacini F, Vorontsova T, Demidchik EP, Molinaro E, Agate L, Romei C, Shavrova E, Cherstvoy ED, Ivashkevitch Y, Kuchinskaya E, Schlumberger M, Ronga G, Filesi M, Pinchera A. Post-Chernobyl thyroid carcinoma in Belarus children and adolescents: comparison with naturally occurring thyroid carcinoma in Italy and France. J Clin Endocrinol Metab 1997;82:3563-3569.

6. Farahati J, Parlowsky T, Mader U, Reiners C, Bucsky P. Differentiated thyroid cancer in children and adolescents. Langenbecks Arch Surg 1998;383:235-239.

7. Francheschi S, Boyle P, Maisonneuve P, La Vecchia C, Burt AD, Kerr DJ, MacFarlane GJ. The Epidemiology of Thyroid Carcinoma. Critical Reviews in Oncogenesis 1993; 4: 25-52.

8. Mazzaferri EL, Kloos RT. Current approaches to primary therapy for papillary and follicular thyroid cancer. J Clin Endocrinol Metab 2001;86:1447-1463.

9. Reiners Chr, Drozd VM, Cherstvoy ED, Demidchik EP, Nerovnya AN, Luster M. Ultrasonography of the thyroid in children and adolescents. Sonographic and pathological studies in the population from Belarus after the Chernobyl accident. Schattauer Stuttgart – New York 2000.

10. Drozd V, Polyanskaya O, Ostapenko V, Demidchik Y, Biko I, Reiners C. Systematic ultrasound screening as a significant tool for early detection of thyroid carcinoma in Belarus. Ped J Endocrinol Metabol 2002; 15: 979-984.

11. Corrias A, Einaudi S, Chiorboli E, Weber G, Crinò A, Andreo M, Cesaretti G, de Sanctis L, Messina F, Segni M, Cicchetti M, Vigone M, Pasquino AM, Spera S, de Luca F, Mussa GC, Bona A. Accuracy of Fine Needle Aspiration Biopsy of Thyroid Nodules in Detecting Malignancy in Childhood: Comparison with Conventional Clinical, Laboratory and Imaging Approaches. J Clin Endocrinol Metabol 2001; 86: 4644-4648.

12. Reiners Chr, Farahati J. In vivo diagnostic methods of imaging and testing of endocrine function with radionu-

clides. In: Ranke MB (ed): Diagnostics of endocrine function in children and adolescents. Karger Basel 2003: 1-27.

13. Farahati J, Reiners Chr, Demidchik EP. Is the UICC/AJCC Classification fo Primary Tumor in Childhood Thyroid Carcinoma Valid? J Nucl Med 1999; 40: 2125.

14. International Union against cancer (UICC): Classification of malignant tumors. 5th edin. Hermanek P, Sobin LH (eds.) Springer, Berlin – Heidelberg – New York 1997.

15. International Union against cancer (UICC): Classification of malignant tumors. 6th edin. Sobin LH, Wittekind CH (eds.) Wiley-Liss New York 2002.

16. Hung W, Sarlis NJ. Current controversies in the management of pediatric patients with well-differentiated nonmedullary thyroid cancer: a review. Thyroid 2002; 12: 683-702.

17. Dottorini ME, Vignati A, Mazzuchecchelli L, Lomuscio G, Colombo L. Differentiated Thyroid Carcinoma in Children and Adolescents: A 37-year experience in 85 patients. J Nucl Med 1997; 38: 669-675.

18. Jarzab B, Handkiewicz J, Wloch J, Kalemba B, Roskosz J, Kukulska A, Puch Z. Multivariate analysis of prognostic factors for differentiated thyroid carcinoma in children. Eur J Nucl Med 2000; 27: 833-841.

19. La Quaglia MP, Black T, Holcomb GW, Sklar C, Azizkhan RG, Haase GM, Newman KD. Differentiated thyroid cancer: Clinical characteristics, treatment and outcome in patients under 21 years of age who present with distant metastases. A report from the yurgical discipline committee of the children's cancer group. J Ped Surg 2000; 53: 955-960.

20. Matsuura K, Ogata T, Araki K, Kaneko A, Kobayashi M, Sugimoto T. Thyroid cancer in children: report of three cases and a review of the Japanese literature. Surg Today 1997; 27: 961-965.

21. Samuel AM, Rajashekharrao B, Damayanti HS. Pulmonary metastases in children and adolescents with well-differentiated thyroid cancer. J Nucl Med 1998; 39: 1531-1536.

22. Reiners Chr, Perret G, Sonnenschein W, John-Mikolajewski V. Strahlenreaktionen an der Lunge nach Radioiodtherapie wegen Schilddrüsenkarzinoms. In: Herrmann TH, Reiners Chr, Messerschmidt O (Hrsg.): Strahlenreaktionen der Lunge. Gustav Fischer Stuttgart – Jena – New York 1994: 139-148.

23. Biko J, Hebestreit H, Burkhardt A, Hebestreit A, Reiners Chr. Lungenfibrose nach Radioiodtherapie des kindlichen Schilddrüsenkarzinoms. Nuklearmedizin als Paradigma molekularer Bildgebung. Blackwell München 2002: 73-74.

24. Vassilopoulou-Sellin MD, Goepfert H, Raney B, Schultz PN (1998) Differentiated thyroid cancer in children and adolescents: Clinical outcome and mortality after long-term follow-up. Head & Neck September 1998: 549-555

Index

A

Anaplastisches Karzinom 21, 92
    Bisphosphonate 95
    Chemotherapie 93
    Doxorubicin 94
    Operatives Vorgehen 92
    Paclitaxel 94
    Perkutane Strahlentherapie 92
    Platinderivate 94
    Radio-Chemotherapie 94
    Systemische nicht-zytostatische
    Therapie 95
Ätiologie 17

B

Bestrahlung, palliative 62
Betastrahlung 52
Bildgebung 87
Bisphosphonate 82, 95
Bleomycin 63

C

Carboplatin 63
Chemotherapie 62
    Anaplastisches Karzinom 93
    Bleomycin 63
    Carboplatin 63
    Differenziertes Karzinom 62
    Doxorubicin 63, 94
    Etoposid 63
    Indikation 62
    Kombination 63, 80, 94
    Medulläres Karzinom 80
    Paclitaxel 94
    Platinderivate 63, 94
Chirurgisches Vorgehen 46
Cowden Syndrom 27
C-Zelldifferenzierung 21
C-Zell-Karzinom 79

D

Diagnostik 21, 36
    CT 40
    Echogenität 36
    Feinnadelaspirationsbiopsie 38
    Ganzkörperszintigraphie 38
    Genetische Untersuchungen 27
    Intraoperative Schnellschnitt-
    diagnostik 25
    Kalzitonin 40
    Klassifikation 41
    Mikrokarzinome 25
    MRT 40
    Nachsorge 27
    Postoperative histologische
    Begutachtung 25
    Präoperative 21
    Röntgenuntersuchung 40
    Sonographie 36
    Szintigraphie 37
    Thyreoglobulin 40
    Ultraschalldiagnostik 36
Differenzierte Karzinome 46
    Bestrahlungsplanung 59
    Bisphosphonate 64
    Chemotherapie 62
    Hypoparathyreoidismus 67
    Levothyroxin 65
    Nachsorge 69
    Operatives Vorgehen 46
    Palliative Bestrahlung 62
    Radioiodtherapie 51
    Retinsäure 64
    Schilddrüsenhormonsubstitution ..65
    Strahlentherapie 58
    Systemische nicht-zytostatische
    Therapie 64
    Thyreoglobulin 72
    TSH-Zielbereich 66
Doxorubicin 63, 80, 94

E

Echogenität 36
Epidemiologie 14
Etoposid 63

F

Familiäre Erkrankungen 27
Familiäre Polyposis coli 27
Familiäres medulläres Schilddrüsen-
karzinom 27, 29
Familiäres papilläres Karzinom 27
Feinnadelaspirationsbiopsie 38
Feinnadelpunktion 54
Fernmetastasen ....42, 52 - 53, 64
Follikuläres Karzinom ....21 - 22

G

Ganzkörperszintigraphie 38
Gardner Syndrom 27
Genetik 16
Genetische Anomalie 27
Genetische Untersuchungen 27
Genotyp 16
Gering differenziertes Karzinom 23

H

Halo-Zeichen 36
Halslymphknoten 36
Halslymphknotendissektion 47
Halssonographie 53
Häufigkeit 16
Histologie 14
Histopathologie 42
Hyperkalzitoninämie 86
Hypokalzämie 67
Hypoparathyreoidismus 67

I

Intraoperative Schnellschnitt-
diagnostik 25
Inzidenz 14, 18
Iodexposition 53
Iodmangel 18
Iodversorgung 17

K

Kalter Knoten 37
Kalzitonin 24, 40, 77 - 78, 80 - 81, 83, 86
Kalzitoninsynthese 21
Kalzium 67
Karzinoembryonales Antigen (CEA) ..86
Kindliches Schilddrüsenkarzinom 98
    Alter 98
    Ätiologie 98
    Diagnostik 99
    Epidemiologie 98
    Geschlecht 99
    Histologie 99
    Lymphknotenmetastasierung 100
    Nachsorge 106
    Prognose 99
    Radioiodtherapie 102
    Staging 101
    Therapie 102
Klassifikation 21
Klinisches Bild 30
Knoten, kalter 37
Kollisionstumor 21

L

Levothyroxin 65, 73
Lungenmetastasen 56
Lymphknoten, regionäre ....41 - 42
Lymphknotenmetastasen 52

M

M. Hirschsprung 27
Malignitätszeichen 36
Marinelli-Formel 53

Medulläres Karzinom 23, 76
    Bildgebung..87
    Bisphosphonate..............................82
    Chemotherapie...............................80
    Doxorubicin.....................................80
    Karzinoembryonales Antigen
    (CEA)...86
    Lymphadenektomie 78
    MEN...77
    Metastasen......................................77
    Nachsorge.................................83, 85
    Operatives Vorgehen 76
    Perkutane Strahlentherapie 79
    PET..88
    Platinderivate 80
    Prognose..78
    Radio-Immunotherapie.................81
    Rezidive..77
    Rezidiveingriffe 78
    Selektiver Venenkatheter 89
    Somatostatinanaloga....................81
    Systemische nicht-zytostatische
    Therapie...81
    Therapie...85
    Therapiemaßnahmen....................76
    Thyreoidektomie............................77
    Tumormarker............................84, 86
MEN 77, 83
Metastasen..................................24, 52
Metastasenchirurgie........................50
Mikrokarzinome 25, 41, 49
Mortalität..15
Multinoduläre Struma.....................27
Multiple endokrine Neoplasien 27, 80

N

Nachsorge....................27, 69, 83, 87

O

Operatives Vorgehen 92
    Differenzierte Karzinome 46
    Komplikationen 49
    Laterale Halslymphknoten-
    dissektion 48
    Lymphadenektomie 78
    Mediane Halslymphknoten-
    dissektion 47
    Metastasenchirurgie......................50
    Mikrokarzinome 49
    Operativer Zugang 46
    Primäreingriffe 46
    Resektion 78
    Rezidiveingriffe 49, 78
    Thyreoidektomie............................77

P

Paclitaxel..94
Palliative Bestrahlung 62

Papilläres Karzinom...................21, 28
Pathologie..21
Pathologische Klassifikation...............42
Pentagastrintest...............................84
Perkutane Strahlentherapie 58, 79
    Anaplastisches Karzinom.............92
    Bestrahlungsfelder........................60
    Bestrahlungsplanung..............59, 92
    Dosierung.................................61, 92
    Ergebnisse................................62, 93
    Indikationen............................58, 92
    Nebenwirkungen...................61, 93
    Risikoorgane...........................61, 93
    Supportivmaßnahmen 61
Phänotyp...16
Platinderivate 63, 80, 94
Prävalenz 15
Primärtumor....................................41
Prognose...27
Prognostische Faktoren 32

R

Radio-Immunotherapie 81
Radioiodbehandlung 51
    Applikation.....................................54
    Diagnostik 54
    Durchführung 53
    Ergebnisse.......................................55
    Indikationen..................................52
    Nebenwirkungen....................54, 57
Radioiodtest......................................53
Radioioduptake................................52
Regionäre Lymphknoten ....41 - 42
Retinsäure...64
Risikofaktoren..................................19
Röntgenkontrastmittel 40
Röntgenuntersuchung 40

S

Schilddrüsenhormonsubstitution........65
Schilddrüsenkarzinome...................16
    Anaplastisches 92
    Differenzierte.................................46
    Familiäre...16
    Follikuläre.......................................21
    Gering differenzierte 21
    Hormonelle Faktoren 18
    Kindliches 98
    Klassifikation 21, 41
    Klinisches Bild 30
    Medulläre..76
    Nicht maligne Schilddrüsen-
    erkrankungen 19
    Papilläre..23
    Prognostische Faktoren 32
    Risikofaktoren 19
    Sporadische....................................16
    Staging 41

    Undifferenzierte 24
    Verlauf 31
Schnellschnittdiagnostik,
intraoperative 25
Skelettfiliae..................................64, 82
Somatostatinanaloga.......................81
Sonographie...............................36, 39
Speicherfähigkeit..............................52
Stadiengruppierung........................42
Staging 36, 41
Strahlenexposition 17
Strahlentherapie, perkutane 58
Szintigraphie....................................37

T

Thyreoglobulin 40, 72
Thyreoidektomie........................65, 77
Thyreokalzitonin...............................84
Thyroxin...65
TNM-Klassifikation 41
TSH-Suppression ....65 - 66, 70
Tumormarker 84, 86

U

Überlebensrate 33
Ultraschalldiagnostik......................36
Undifferenziertes Karzinom...............24

V

Verkalkung..36
Verlauf 31
Vitamin D 67
Vitamin-D-Metabolite 67

Z

Zytologie..22
Zytostatika ....62 - 63

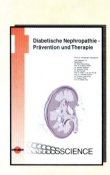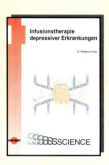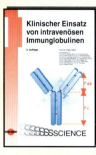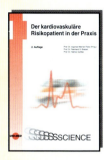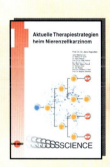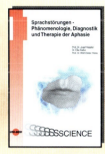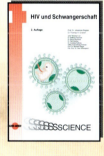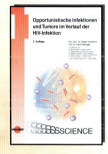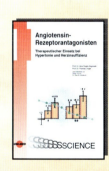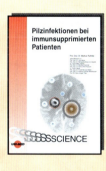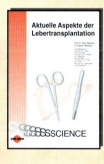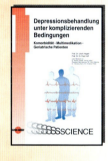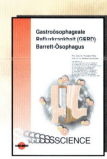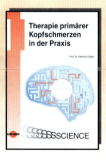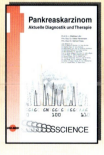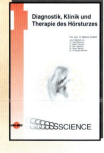

Mit Fachliteratur über Endokrinologie von UNI-MED...

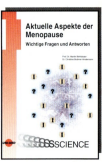
1. Aufl. 2003, 128 S.

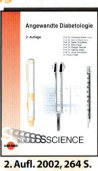
2. Aufl. 2002, 116 S.

Diagnostik und Therapie von Schilddrüsenfunktionsstörungen

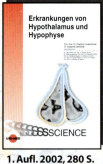
2. Aufl. 2002, 264 S.

Angewandte Diabetologie

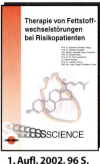
1. Aufl. 2002, 280 S.

Erkrankungen von Hypothalamus und Hypophyse

Therapie von Fettstoffwechselstörungen bei Risikopatienten
1. Aufl. 2002, 96 S.

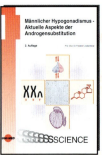
2. Aufl. 2003, 192 S.

Männlicher Hypogonadismus - Aktuelle Aspekte der Androgensubstitution

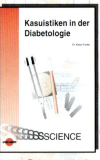
1. Aufl. 2002, 176 S.

Kasuistiken in der Diabetologie

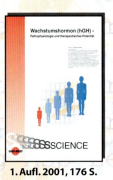
1. Aufl. 2001, 176 S.

Wachstumshormon (hGH) - Pathophysiologie und therapeutisches Potential

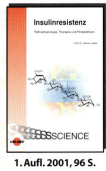
1. Aufl. 2001, 96 S.

Klimakterium, Postmenopause und Hormonsubstitution 2. Aufl. 2001, 248 S.

Insulinresistenz

1. Aufl. 2003, 144 S.

Fortschritte in der Therapie des Typ 2-Diabetes mit oralen Antidiabetika: Gestörte Insulinsekretion im Fokus

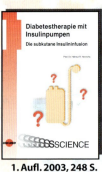
1. Aufl. 2003, 248 S.

Diabetestherapie mit Insulinpumpen - Die subkutane Insulininfusion

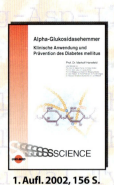
1. Aufl. 2002, 156 S.

Alpha-Glukosidasehemmer - Klinische Anwendung und Prävention des Diabetes mellitus

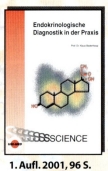
1. Aufl. 2001, 96 S.

Endokrinologische Diagnostik in der Praxis

Metformin in der Diabetestherapie
1. Aufl. 2001, 96 S.

UNI-MED SCIENCE - Topaktuelle Spezialthemen!

...die Hormone fest im Griff!

UNI-MED Verlag AG • Kurfürstenallee 130 • D-28211 Bremen
Telefon: 0421/2041-300 • Telefax: 0421/2041-444
e-mail: info@uni-med.de • Internet: http://www.uni-med.de